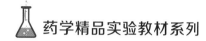

药学精品实验教材系列

总主编 戚建平 张雪梅

Experimental Guidance for Pharmaceutics

药剂学实验指导

张奇志 ● 主编

U0258127

复旦大學 出版社

编 委 会

F 总序
oreword

随着生物医药行业的飞速发展，药学专业既充满了机遇，也面临着诸多挑战。《"健康中国2030"规划纲要》明确提出，到2030年实现制药强国目标。由制药大国向制药强国迈进，必须人才先行。药学专业担负着为医药行业培养专业人才的使命，要为加快实现制药强国的目标奠定坚实的人才基础。

药学是一门基于实践的应用型学科，要求学生不仅要系统掌握药学各分支学科的基本理论和基础知识，更强调学生应掌握扎实的实验技能。药学的创新源于实践，同时依赖于实践来完成，因此实验教学在培养学生创新精神、创新思维和实践能力中起着重要作用。

在"双一流"高校建设中，如何贯彻先进的教育思想和理念、培养拔尖创新型人才，已成为目前药学教育的新挑战。我们在对医药行业现状进行广泛调研，充分了解产业需求的基础上，结合目前药学专业教学方案，充分融入近年来教学改革的实践经验，在上一版系列教材的基础上修订出版了这套"药学精品实验教材系列"。本系列教材的内容具有以下特色。

第一，注重创新人才培养，增加了更多设计性和综合性实验，提高学生的文献查阅能力、实验设计能力及创新能力，发挥学生的主观能动性和创造性。

第二，部分实验加入了课前预习，为学生主动学习提供便捷的知识来源，进一步提高课堂教学效果。

第三，重视图文并茂，增加了大量的流程图及装置图，为学生深刻掌握实验过程和机制提供有利条件。

第四，引入了一些新方法和新技术，使实验教学内容紧跟学科发展前沿。

第五，进一步对原有实验内容进行合理精减，删除一些陈旧的、不易开展的实验，精选一些可操作性、适用性、创新性强的实验。

本系列教材由复旦大学出版社出版，共有 6 本，包括《药物化学实验指导》《药物分析实验指导》《药剂学实验指导》《药理学实验指导》《生物化学实验指导》及《物理化学实验指导》，可作为药学专业课程的配套实验教材，供高等医药院校药学类专业学生使用，也可供成人高等学历教育选用。

本系列教材是在上一版的基础上结合参编者多年教学及科研经验的总结，部分实验是科研反哺教学的体现。教材将在教学实践的探索中边使用边修订、完善，以便紧跟各专业主干教材的不断更新，紧随各相关专业的最新发展。

戚建平　张雪梅
2023 年 6 月

P前言
reface

　　药剂学是研究药物剂型的基本理论、处方设计、制备工艺、质量控制和合理使用等内容的综合性应用技术科学。药剂学是药学类专业的必修课，与生产实践和临床用药密切相关。尤其是实验教学，在培养学生的实践动手能力、理论联系实际能力及创新精神、创新思维方面起着重要作用。为了保证实验教学的规范性和系统性，在第1版的基础上，根据药剂学科的发展要求，结合实践教学的经验，编写了《药剂学实验指导》（第2版）。

　　本书分为四章。第一章是常规剂型如液体剂型、注射剂、片剂、硬胶囊剂、软膏剂、栓剂等的制备及评价，共收录了比较成熟且基本技能训练效果较好的15个实验。第二章涉及新型递药系统如亲水凝胶缓释片、静脉注射脂肪乳、脂质体、微囊等的制备及评价，共收录了11个实验。考虑到药剂学与生物药剂学及药物动力学的密切关系，在本书第三章安排了3个生物药剂学实验和2个药动学实验。第四章包含了2个综合设计实验。整体上，本书实验涵盖了验证性、综合性和设计性三大性质。

　　本书修订工作主要体现在以下几个方面：①对实验内容进行精心选择，删除了一些陈旧、不易开展的实验，拓展了剂型种类（相比于第1版共增加了11个实验），使学生可以通过实验教学获得对更多剂型的感性认识。②引入一些新方法和新技术，使实验教学内容紧跟药剂学科的发展。③对一些较大型的设备或新仪器的使用，引入虚拟仿真实验或演示实验，使学生能更快了解和熟悉设备性能，以保证实验的准确性和安全性。④新增了综合设计性实验，让学生在掌握药剂学相关专业基本实验技能的基础上，提高文献查阅能力、综合知识能力、实验设计能力和创新能力，便于学生发挥主观能动性和创造性。⑤每个实验编写时均增设了预习要点，以使学生更清楚相应实验涉及的理论知识。同时在思考题部分增设 1 道英文题目，并要求学生用英文作答，以培养学生的专业英语能力，为其撰写科研论文奠定基础。

本教材的编委均从事药剂学教学与科研工作多年，具有丰富实验教学经验，他们的认真、热情和协作使本书能顺利完稿。

本教材可作为药剂学专业课程的配套实验教材，供高等医药院校药学专业学生使用，也可供成人高等学历教育选用。

限于编者水平及学科的迅速发展，书中难免有疏漏、不妥和错误之处，恳请广大师生和同行批评指正。

张奇志

2023 年 6 月

C目录
ontents

实验一丨溶液型和胶体型液体制剂的制备

一、预习要点

溶液型液体制剂是指小分子药物以分子或离子状态溶解于适宜溶剂中形成的供内服或外用的均相液体制剂。溶质大小 < 1 nm，外观均匀澄明并能通过半透膜。常用溶剂为水、乙醇、丙二醇、甘油和脂肪油等。

溶液剂的制备方法有 3 种:溶解法、稀释法和化学反应法。从工艺上来看多使用溶解法制备,即把药物直接溶解于溶剂中。

增加药物溶解度的方法有多种。除制成可溶性盐和在药物结构中引入亲水基团外,应用助溶剂、潜溶剂和增溶剂都是增加难溶性药物在水中溶解度的有效手段。本实验分别利用助溶剂(碘化钾)和增溶剂(聚山梨酯 80)增加了碘和薄荷油的溶解度。难溶性药物的溶解速度亦与药物和溶剂之间的接触面积有关,增加药物分散度,从而增加药物和溶剂之间的接触面积,可以有效地加快难溶性药物的溶解。本实验中以滑石粉分散薄荷油,便是此理。

胶体型液体制剂是指某些高分子化合物或难溶性固体药物以 1 ~ 100 nm 的质点分散于适当分散介质中的制剂。可按胶粒与分散介质之间亲和力的不同分为亲水胶体和疏水胶体。亲水性胶体液体制剂所用的分散介质,大多数为水,少数为非水溶剂,如乙醇、丙酮等。本实验中制备的胃蛋白酶合剂就是一种亲水胶体型液体制剂。制备亲水胶体溶液首先要经过溶胀过程,即水分子渗入亲水胶体分子间的空隙中,与其亲水基团发生水化作用,最后胶体分子完全分散在水中形成胶体溶液。

二、实验目的

(1) 掌握液体制剂制备过程中的各项基本操作。

(2) 掌握溶液型和胶体型液体制剂配制的特点。

三、实验内容

(一) 薄荷水

1. **处方**   如表 1-1 所示。

表 1-1   薄荷水处方

成分	用量	
	Ⅰ分散溶解法	Ⅱ增溶法
薄荷油	0.1 mL	0.1 mL
滑石粉	0.75 g	
聚山梨酯 80		0.8 g
纯化水	加至 50 mL	加至 50 mL

2. **制备**

(1) 处方 Ⅰ 用分散溶解法制备:取薄荷油,加滑石粉,在研钵中研匀,移至碘量瓶中,加入纯化水,加盖,振摇 10 min 后,反复过滤至滤液澄明,再由滤器上加适量纯化水,使成 50 mL,即得。

(2) 处方 Ⅱ 用增溶法制备:取薄荷油,加聚山梨酯 80 搅匀,加入纯化水,充分搅拌溶解,过滤至滤液澄明,再由滤器上加适量纯化水,使成 50 mL,

即得。

3. 操作注意

（1）本品为薄荷油的饱和水溶液（约 0.05%，mL/mL），处方用量为溶解量的 4 倍，配制时不能完全溶解。

（2）滑石粉为分散剂，增大油与水的接触面积，加速溶解过程，亦有吸附作用，吸附杂质和过剩的薄荷油以利滤除。滑石粉不宜太细，过细不宜被滤除，影响澄明度。应与薄荷油充分研匀，以利于发挥其作用。

（3）聚山梨酯 80 为增溶剂，应先与薄荷油充分搅匀，再加水溶解，以利于发挥增溶作用，加速溶解过程。

（二）复方碘溶液

1. 处方 如表 1-2 所示。

表 1-2 复方碘溶液处方

成分	用量
碘	1 g
碘化钾	2 g
纯化水	加至 20 mL

2. 制备 取碘化钾，加纯化水适量，配成 1 g/mL 的浓溶液，再加碘溶解，最后添加适量的纯化水，使全量成 20 mL，即得。

3. 操作注意

（1）碘在水中溶解极微（1∶2 950），加入碘化钾作助溶剂。

（2）为使碘能迅速溶解，应先将碘化钾加少量纯化水配制成浓溶液，然后加入碘，碘即可很快溶解。如开始时加水过多，则不利于碘的溶解。

（3）碘有腐蚀性，切勿接触皮肤与黏膜。称量可用玻璃器皿或蜡纸，不宜用普通纸。

（三）复方硼酸钠溶液

1. 处方 如表 1-3 所示。

表 1 - 3　复方硼酸钠溶液处方

成分	用量	成分	用量
硼砂	0.75 g	甘油	1.75 mL
碳酸氢钠	0.75 g	纯化水	加至 50.0 mL
液体酚	0.15 mL		

2. **制备**　取硼砂溶于约 25 mL 热纯化水中,放冷后加入碳酸氢钠溶解。另取液体酚加入甘油中搅匀,加入上述溶液中,随加随搅拌,加适量纯化水使成 50 mL,过滤,即得。

3. **操作注意**

(1) 硼砂易溶于热纯化水,但碳酸氢钠在 40℃以上易分解,故先用热纯化水溶解硼砂,放冷后再加入碳酸氢钠。

(2) 处方中的液体酚具有杀菌作用,同时本品含有由硼砂、甘油及碳酸氢钠经化学反应生成的甘油硼酸钠,也具有杀菌作用。化学反应如下:

$$Na_2B_4O_7 \cdot 10H_2O + 4C_3H_5(OH)_3 \longrightarrow$$
$$2C_3H_5(OH)NaBO_3 + 2C_3H_5(OH)HBO_3 + 13H_2O$$
$$C_3H_5(OH)HBO_3 + NaHCO_3 \longrightarrow C_3H_5(OH)NaBO_3 + CO_2\uparrow + H_2O$$

如将液体酚先溶于甘油中再加入,能使其均匀分布于溶液中;碳酸氢钠使溶液呈碱性,能中和口腔中的酸性物质,亦具有清洁黏膜的作用,常用水稀释 5 倍后作含漱剂。

(3) 本品常用伊红着红色,以示外用,不可内服。

(四) 甲酚皂溶液

1. **处方**　如表 1 - 4 所示。

表 1 - 4　甲酚皂溶液处方

成分	用量	成分	用量
甲酚	25 mL	氢氧化钠	1.35 g
豆油	8.65 g	纯化水	加至 50 mL

2. **制备**　取氢氧化钠,加纯化水 5 mL 溶解后,加植物油,置水浴上加热,时时搅拌,至取溶液 1 滴,加纯化水 9 滴,无油滴析出,即为已完全皂化。加甲酚,搅匀,放冷,再加适量纯化水,使成 50 mL,混合均匀,即得。

3. **操作注意**

(1) 甲酚与苯酚的性质相似,但较苯酚的杀菌力强,较高浓度时,对皮肤有刺激性,操作宜慎。

(2) 甲酚在水中溶解度小(1:50),植物油与氢氧化钠反应生成肥皂,利用肥皂的增溶作用,制成 50% 甲酚皂溶液。

(3) 皂化程度完全与否与成品质量有密切关系,皂化速度可因加少量乙醇(约制品全量的 5.5%)而加速反应,待反应完全后再加热除醇。

(4) 甲酚、肥皂、水三组分形成的溶液是一种复杂的体系,具有胶体溶液的特性。若配伍比例适当,制成品为澄清溶液,且用水稀释时亦不呈现浑浊状态。

(五) 胃蛋白酶合剂

1. **处方**　如表 1-5 所示。

表 1-5　胃蛋白酶合剂处方

成分	用量	成分	用量
胃蛋白酶	1 g	稀盐酸	3 mL
单糖浆	5 mL	羟苯乙酯醇溶液	0.03%
橙皮酊	1 mL	纯化水	加至 100 mL

2. **制备**　先将稀盐酸、单糖浆加入 80 mL 纯化水中,混合均匀,加入羟苯乙酯醇溶液,搅匀,再将胃蛋白酶分次撒到液面上,使其自然溶胀,待溶解后,再加入橙皮酊,并添加适量纯化水使成 100 mL,混匀,即得。

3. **操作注意**

(1) 胃蛋白酶极易吸潮,故称取时应操作迅速。

（2）配制时应将胃蛋白酶撒在液面，使其充分吸水溶胀后再搅拌。

（3）胃蛋白酶分解蛋白活力最大的 pH 范围是 1.5～2.5，本品用稀盐酸调 pH 约为 2。但胃蛋白酶不可与稀盐酸直接混合以免失活，而应加入用水稀释后的稀盐酸中。

四、实验结果与讨论

1. 薄荷水　比较 2 种处方用不同方法制备的异同，记录于表 1-6 中。

表 1-6　不同方法制得薄荷水的性状

处方	澄清度	嗅味
Ⅰ滑石粉		
Ⅱ聚山梨酯 80		

2. 记录　记录复方碘溶液、复方硼酸钠溶液、甲酚皂溶液和胃蛋白酶合剂的颜色和气味。

五、思考题

（1）制备薄荷水时加入滑石粉的作用是什么？欲制得澄明液体，操作关键是什么？

（2）复方硼酸钠溶液为消毒防腐剂，其有效成分是什么？

（3）写出甲酚皂溶液中何为增溶剂。

（4）配制亲水胶体型液体制剂时应注意什么？临床上，还有哪些常用的液体制剂属于亲水胶体溶液？

（5）Please find the formulation of a marketed liquid preparation and analyze the function of each composition.

实验二｜混悬剂的制备与稳定剂性能比较

一、预习要点

混悬剂（suspension）指难溶性固体药物以细小的微粒（一般为 0.5～10 μm）分散在液体分散介质中形成的非均相液体制剂。优良的混悬剂微粒应细腻、分散均匀，且沉降速度较慢，下沉的微粒经振摇能迅速再均匀分散，不应结成饼块；微粒大小及液体的黏度应符合用药要求，易于倾倒且分剂量准确；外用混悬剂应易于涂布在皮肤患处，不易被擦掉或流失。

根据 Stokes 定律：

$$V = \frac{2r^2(\rho_1 - \rho_2)g}{9\eta} \tag{2-1}$$

可知，混悬剂中微粒的沉降速度与微粒半径（r）、微粒与液体介质密度差（$\rho_1 - \rho_2$）及介质黏度 η 有关。因此，制备混悬剂时，应先将药物研细，并加入助悬剂（如天然胶类、合成的纤维素类及糖浆等），以增加介质黏度，减小密度差，从而降低微粒的沉降速度。

混悬剂中微粒分散度大，有较大的表面自由能，体系处于不稳定状态，有聚集的趋向。根据公式：

$$\Delta G = \sigma_{s,L} \cdot \Delta A \tag{2-2}$$

可知，微粒总表面自由能的改变值 ΔG 取决于固液间界面张力 $\sigma_{s,L}$ 和微粒总表面积的改变值 ΔA。因此，在混悬剂中加入表面活性剂降低 $\sigma_{s,L}$，使微粒总表面自由能降低，体系趋于稳定。表面活性剂又可作为润湿剂，使疏水性药物被水润湿，从而克服微粒由于吸附空气而在液面漂浮的现象（如硫黄粉末分散在水中时）。亦可在混悬剂处方中加入适量的絮凝剂，使微粒 ζ 电位降低到 20～25 mV，则微粒发生絮凝，随之微粒的总表面积改变值 ΔA 减小，表面自由能 ΔG 下降，混悬剂的稳定性提高，且絮凝形成的网状疏松聚集体使沉降体积变大,振摇时易再分散。有的产品为了增加混悬剂的流动性,也可加入适量反絮凝剂,使ζ电位增大,因同性电荷相斥,减少了微粒的聚结,从而使混悬液流动性增加,易于倾倒。

混悬剂的配制方法有分散法和凝聚法。

1. **分散法**　系将固体药物粉碎成微粒,再根据主药的性质混悬于分散介质中,并加入适宜的稳定剂。亲水性药物可先干磨至一定细度,再加水或高分子溶液研磨,加液研磨时通常药物1份加0.4～0.6份液体分散介质为宜。遇水膨胀的药物配制时不采用加液研磨。疏水性药物先加润湿剂研磨,使药物颗粒润湿,再与高分子溶液研磨,在颗粒表面形成带电的吸附膜,最后加水性分散介质稀释至足量。

2. **凝聚法**　系将离子或分子状态的药物借物理或化学方法在分散介质中聚集成新相。凝聚法又分为化学凝聚法和物理凝聚法。化学凝聚法系将两种或两种以上的药物分别制成稀溶液,混合并急速搅拌,产生化学反应,生成难溶性的药物微粒,再混悬于分散介质中制成。物理凝聚法常采用改变溶剂的方法制得,即将呈分子状态分散的药物的热饱和溶液加入另一不溶的分散介质中,使药物快速结晶。溶剂改变速度越快,析出的结晶越细。因此,常将酊剂或醑剂缓缓加入水中并快速搅拌,使制成的混悬剂细腻,微粒沉降缓慢。

二、实验目的

(1) 掌握混悬剂的一般制备方法。

(2) 掌握按药物性质选用合适稳定剂的一般原则。

(3) 掌握稳定剂性能的评价方法。

三、实验内容

(一) 炉甘石洗剂的制备及不同稳定剂比较

1. **处方**　如表2-1所示。

表 2-1　炉甘石洗剂处方

成分	用量					
	1	2	3	4	5	6
炉甘石/g	2.0	2.0	2.0	2.0	2.0	2.0
氧化锌/g	1.0	1.0	1.0	1.0	1.0	1.0
液化酚/g	0.1	0.1	0.1	0.1	0.1	0.1
甘油/g	1.0	1.0	1.0	1.0	1.0	1.0
西黄蓍胶/g	0.1					
羧甲纤维素钠/g		0.1				
聚山梨酯80/g			0.4			
三氯化铝/g				0.024		
枸橼酸钠/g					0.1	
纯化水加至/mL	20	20	20	20	20	20

2. 制备

（1）稳定剂的制备。

1）西黄蓍胶胶浆：称取西黄蓍胶 0.1 g，加乙醇数滴润湿均匀，加纯化水 10 mL 于研钵中研成胶浆。

2）羧甲纤维素钠胶浆：取纯化水 10 mL 于烧杯中，称取羧甲纤维素钠 0.1 g，撒于液面上，待其充分溶胀后，再加热使之完全溶解而成胶浆。

3）聚山梨酯 80 溶液：称取适量聚山梨酯 80，配成 10% 的水溶液，取用 4 mL。

4）三氯化铝溶液：称取适量三氯化铝，配成 0.24% 溶液，取用 10 mL。

5）枸橼酸钠溶液：称取枸橼酸钠 0.1 g，加纯化水 10 mL 溶解，备用。

（2）炉甘石洗剂的制备：称取炉甘石和氧化锌（过 100 目筛）于研钵中，按处方量分次加入稳定剂溶液（处方 1～5）或纯化水（处方 6）研成糊状，再加液化酚、甘油研匀，最后加水至足量，研磨均匀，即得 1～6 号处方的洗剂（6 号为对照管）。

将配制好的各处方分别倒入 6 个具塞刻度量筒中，塞住管口，同时振摇相同次数，分别放置 10～120 min，记录各个时间的沉降体积（H_0 为初总高度，H 为放置后的沉淀高度），计算各个放置时间的沉降体积比，$F = H/H_0$，结果填于表 2-3 中。

观察期结束后，将试管倒置翻转（±180°为 1 次），记录重分散次数，即使管底沉降物分散完全的翻转次数。

3. 操作注意   各处方配制时注意平行操作。所用具塞刻度量筒应尽可能大小粗细一致,记录高度单位用"mL"。

(二) 硫黄洗剂的制备

1. 处方   如表 2 - 2 所示。

表 2 - 2   硫黄洗剂处方

成分	用量	成分	用量
硫黄	1.5 g	羧甲纤维素钠	0.1 g
甘油	5 mL	纯化水	加至 50 mL
聚山梨酯 80	0.15 g		

2. 制备

(1) 将羧甲纤维素钠用 10 mL 纯化水溶胀,制成胶浆。

(2) 将硫黄置研钵中,先加入聚山梨酯 80 研磨,再加入甘油研成细腻糊状;分次加入羧甲纤维素胶浆,研匀。

(3) 转移至 50 mL 量杯中,加入纯化水,稀释至全量,搅匀,即得。

四、实验结果

1. 不同稳定剂稳定炉甘石洗剂的性能比较   将实验结果填入表 2 - 3 中,以 H_0/H 沉降体积比 F 为纵坐标,时间为横坐标,绘制炉甘石洗剂各处方的沉降曲线,得出结论。

表 2 - 3   沉降体积比与时间的关系

沉降时间 /min	沉降体积 /mL	沉降 体积比	处方编号					
			1	2	3	4	5	6
0	H_0							
10	H							
		F						

续 表

沉降时间 /min	沉降体积 /mL	沉降 体积比	处方编号					
			1	2	3	4	5	6
30	H							
		F						
60	H							
		F						
90	H							
		F						
120	H							
		F						

2. **记录** 记录硫黄洗剂的性状。

五、思考题

(1) 请分析各稳定剂对炉甘石洗剂稳定性产生不同影响的原因。

(2) 分析炉甘石洗剂与硫黄洗剂在制备方法上有何差异,为什么?

(3) 分析在混悬剂处方中加入絮凝剂与反絮凝剂的意义。

(4) 如何评价混悬剂的物理稳定性?

(5) Please list the main types of suspending agents and give examples.

实验三 乳剂的制备及液状石蜡乳化所需亲水亲油平衡值的测定

一、预习要点

乳剂(emulsion)指互不相溶的两相液体混合,其中一相液体以液滴状态

(一般为 0.1~100 μm)分散在另一相液体中形成的非均相液体制剂。根据内相和外相不同,可分为油包水(W/O)型或水包油(O/W)型乳剂。乳剂类型可通过稀释法或染色镜检法等鉴别。

乳滴表面积大,表面自由能高,因而乳剂是一种热力学不稳定体系。为使被分散的乳滴稳定存在,通常要加入一种或多种乳化剂,以降低油、水之间的界面张力,并在乳滴周围形成牢固的乳化膜。同时,需通过外力搅拌,才能制得较稳定的乳剂。小量制备时,可在乳钵中手工研磨或在瓶中振摇制得,大量生产时,常采用搅拌器或乳匀机制备。

乳化剂是乳剂的重要成分,其种类很多,包括表面活性剂类乳化剂、天然乳化剂、固体微粒型乳化剂及辅助乳化剂。实际应用时可根据乳剂的类型,结合给药途径及乳化剂的性能等加以选择。Griffin 和 Davies 提出可通过测定被乳化油所需亲水-亲油平衡(hydrophile-lipophile balance,HLB)值的方法来选择乳化剂。每种乳化剂都有特定的 HLB 值,而每种油相都有一个乳化所需的 HLB 值。当所用乳化剂的 HLB 值符合油相乳化所需 HLB 值时,可制得较稳定的乳剂。但是,单个乳化剂的 HLB 值不一定恰好与被乳化的油所需的 HLB 值相适应,因此常将两种不同 HLB 值的乳化剂混合使用,以获得最适 HLB 值。

两种不同 HLB 值的非离子型表面活性剂(在公式 3-1 中以 a 和 b 表示)混合使用时,其混合 HLB 值的计算公式如下:

$$\text{HLB 混合} = \frac{HLB_a \times W_a + HLB_b \times W_b}{W_a + W_b} \qquad (3-1)$$

式中,W_a 和 W_b 分别为两种乳化剂的重量。

本实验测定液状石蜡乳化所需 HLB 值的方法:将两种已知 HLB 值的乳化剂,按上式以不同重量比例配算成具有不同 HLB 值的混合乳化剂,用以制备一系列液状石蜡乳剂,然后在室温或加速(如离心法)条件下观察各乳剂的乳析速度。稳定性"最佳"(分层最慢)的乳剂所用乳化剂的 HLB 值即为液状石蜡乳化所需的 HLB 值。常用乳化剂的 HLB 值一般在 3~16,其中 HLB 值 3~8 为 W/O 型乳化剂,8~16 为 O/W 型乳化剂。

二、实验目的

(1) 掌握乳剂的制备方法。

(2) 掌握乳剂类型的常用鉴别方法。

(3) 掌握液状石蜡乳化所需 HLB 值的测定方法。

三、实验内容

(一) 乳剂的制备

1. 液状石蜡乳(干胶法)

(1) 处方:如表 3-1 所示。

表 3-1　液状石蜡乳处方

成分	用量	成分	用量
液状石蜡	12.5 g	羟苯乙酯	0.03 g
阿拉伯胶	0.5 g	纯化水	加至 40 mL
西黄蓍胶	0.5 g		

(2) 制备:将西黄蓍胶粉与阿拉伯胶粉置于干燥乳钵中,加入液状石蜡略研,使胶粉分散,一次加入 8 mL 水,迅速研磨制成初乳,再加水,边加边搅拌,至足量,最后滴加羟苯乙酯的醇溶液,研匀即得。

(3) 操作注意:

1) 本法的关键是制备初乳。研磨时一定要沿同一方向快速研磨,直至形成稠厚的乳白色初乳。其间不能改变研磨方向,也不宜间断研磨,以免所做的功分散或抵消。

2) 初乳形成的判断:液体逐渐稠厚,研磨时发出噼啪声、有牵拉感,颜色由胶粉的黄色逐渐变成乳白色。

2. 石灰搽剂

(1) 处方:如表 3-2 所示。

表 3 - 2　石灰搽剂处方

成分	用量
氢氧化钙溶液(饱和)	10 mL
麻油	10 mL

（2）制备：量取氢氧化钙饱和水溶液 10 mL 和麻油 10 mL，置于具塞量筒或碘量瓶中，加盖用力振摇，至乳剂生成（水声转沉闷）。

［附］氢氧化钙溶液的配制。

（1）处方：如表 3 - 3 所示。

表 3 - 3　氢氧化钙溶液的处方

成分	用量
氢氧化钙	3 g
纯化水	1 000 mL

（2）制备：取氢氧化钙，置玻璃瓶内，加冷纯化水 1 000 mL，密塞摇匀，时时剧烈振摇，放置 1 h，即得。用时，可倾取上层澄明液应用。未溶解部分不适宜供第二次配制溶液用。

本品须新鲜配制，露置空气中吸收 CO_2，生成 $CaCO_3$，浮在上面。

（二）乳剂类型的鉴别

1. 稀释法　取试管 2 支，分别加入液状石蜡乳和石灰搽剂各 1 mL，再加入纯化水约 5 mL，振摇翻倒数次，观察能否均匀混合，判断上述 2 种乳剂的类型。

2. 染色镜检法　分别取少量液状石蜡乳和石灰搽剂涂在载玻片上，各用油溶性染料斯加来特红及水溶性染料亚甲蓝染色，在显微镜下观察，根据观察结果判断乳剂的类型。

（三）液状石蜡乳化所需 HLB 值的测定

将 Tween 80（HLB＝15.0）及 Span 80（HLB＝4.3）配成 HLB 值为 6.0、

8.0、10.0、12.0 及 14.0 的 5 种混合乳化剂各 5 g,根据公式 3 - 1 计算各单个乳化剂所需用量,填入表 3 - 4 中。

表 3 - 4　混合乳化剂组成表

乳化剂用量/g	HLB 值				
	6.0	8.0	10.0	12.0	14.0
Tween 80					
Span 80					

取 5 支 25 mL 的干燥具塞量筒,各加入 6 mL 液状石蜡,再分别加入 0.5 mL 上述不同 HLB 值的混合乳化剂,剧烈振摇 10 s,然后加纯化水 2 mL 振摇 20 次,最后沿管壁慢慢加入纯化水使全量成 20 mL,振摇 30 次,即成乳剂。经放置 5、10、30、60 min 后,分别观察并记录各乳剂分层毫升数。

四、实验结果

(1) 液状石蜡所需 HLB 值的测定,5 支具塞量筒经振摇后放置不同时间,观察并记录各乳剂的分层毫升数,填于表 3 - 5 中。根据观察结果,液状石蜡乳化所需 HLB 值为_____,所得乳剂类型为_____。

表 3 - 5　以各 HLB 值混合乳化剂制得的乳剂分层情况

观察	HLB 值				
	6.0	8.0	10.0	12.0	14.0
5 min 后分层毫升数					
10 min 后分层毫升数					
30 min 后分层毫升数					
60 min 后分层毫升数					

(2) 观察石灰搽剂的外观,并取少量涂于手背,描述感受。

五、思考题

（1）所制备的液状石蜡乳和石灰搽剂分别以何物为乳化剂？成品为何种类型的乳剂？

（2）液状石蜡乳化所需 HLB 值的测定中乳化剂 HLB 值的间隔较大,若要更准确地测得液状石蜡乳化所需 HLB 值,应如何进一步设计实验？

（3）Please introduce the procedure to determine the suitable HLB for liquid paraffin emulsification in English.

实验四 │ 维生素 C 注射剂的制备及稳定性影响因素考察

一、预习要点

注射剂(injection)是指将原料药物或与适宜的辅料制成的供注入体内的无菌制剂,可分为注射液、注射用无菌粉末及注射用浓溶液等。其中,注射液是指供注入体内的无菌液体制剂,包括溶液型、乳状液型或混悬液型等。注射剂也可根据体积进行分类,每次注射体积在 1～50 mL 的称为小体积注射剂;大体积注射剂即输液,每次注射体积在 100 mL 至数千毫升。由于注射剂是直接注入体内的,且吸收快、起效快,因此对注射剂的生产和质量要求极其严格,以保证用药安全、有效。

小体积注射剂的一般制备流程如图 4 - 1 所示。

注射液的配制有浓配法和稀配法两种,生产上常用浓配法,一些溶解度小的杂质可滤除。配制好的药液应经过滤去除可见异物,在注射剂生产中,一般采用二级过滤,先将药液用常规滤器如垂熔玻璃漏斗等进行预滤,再使用微孔滤膜精滤。注射液过滤后,经检查合格应立即进行灌封、灭菌。凡耐热品种,均宜采用热压灭菌,F_0 值常定为 12 min。

对注射剂的基本质量要求是无菌、无热原,可见异物符合要求,含量、pH

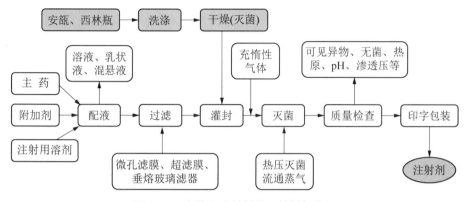

图 4 - 1 小体积注射剂的一般制备流程

合格,稳定无毒性、等渗等。为了达到上述要求,在制备时必须严格遵守注射剂生产的操作规程及厂房要求,严格控制产品质量。

维生素 C 又称 L-抗坏血酸,是一种水溶性维生素。其分子中存在连二烯醇结构,两个烯醇羟基在水溶液中易解离释放出 H^+,故显酸性。同时,连二烯醇结构还呈现较强的还原性,使得维生素 C 极易氧化分解。溶液的 pH、重金属离子、光线、溶液中及液面上的氧气、温度等因素均可加速其氧化。维生素 C 在有氧条件下的氧化降解过程如图 4 - 2 所示。

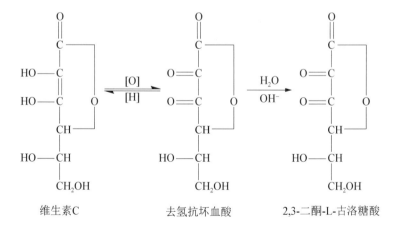

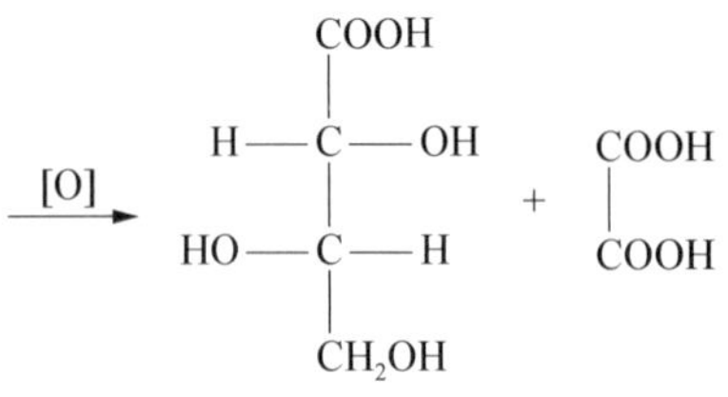

$$\xrightarrow{[O]}\quad \begin{matrix} \text{COOH} \\ | \\ \text{H—C—OH} \\ | \\ \text{HO—C—H} \\ | \\ \text{CH}_2\text{OH} \end{matrix} \quad + \quad \begin{matrix} \text{COOH} \\ | \\ \text{COOH} \end{matrix}$$

苏阿糖酸   草酸

图 4 - 2　维生素 C 的有氧氧化反应

本实验首先制备维生素注射液,进一步观察溶液 pH、重金属离子及氧的存在对维生素 C 注射液稳定性的影响。在此基础上,拟定维生素 C 注射液的稳定处方及制备工艺。

二、实验目的

(1) 掌握小体积注射剂生产的工艺过程和操作要点。

(2) 熟悉小体积注射剂成品质量检查的标准和方法。

(3) 通过实验了解影响维生素 C 水溶液稳定性的因素,初步掌握控制试验药物在溶液状态稳定性的基本方法。

(4) 掌握增加易氧化药物注射液稳定性的常用方法。

三、实验内容

(一) 维生素 C 注射液的制备

1. 处方　如表 4 - 1 所示。

表 4 - 1　维生素 C 注射液的处方

成分	用量	成分	用量
维生素 C	5.2 g	依地酸二钠	0.005 g
碳酸氢钠	2.4 g	注射用水	加至 200 mL
焦亚硫酸钠	0.2 g		

2. 制备

(1) 空安瓿的处理:先将安瓿中灌入常水甩洗 2 次,再灌入纯化水甩洗 2 次,最后灌入注射用水甩洗 1 次。如果安瓿清洁程度差,可用 0.5% 醋酸水溶液灌入安瓿,100℃、30 min 热处理后再洗涤。洗净的安瓿倒放在烧杯内,120~140℃烘干备用。

(2) 其他用具的洗涤:垂熔玻璃漏斗、灌注器等玻璃用具用重铬酸钾洗液浸泡 15 min 以上,用常水反复冲洗至不显酸性,再用纯化水冲洗 2~3 次,注射用水冲洗 1 次。

乳胶管先用常水揉洗,再用 0.5%~1% 氢氧化钠溶液煮沸 30 min,洗去碱液,再用 0.5%~1% 盐酸煮沸 30 min,洗去酸液,纯化水洗至中性,再用注射用水煮沸即可。

(3) 药液的配制及滤过:取处方配制量 80% 的注射用水,通入氮气(2~3 min)使其饱和,加入依地酸二钠溶解,加维生素 C 溶解,分次缓慢加入碳酸氢钠,并不断搅拌至无气泡产生,待完全溶解后,加焦亚硫酸钠溶解,调节药液 pH 值至 5.8~6.2,最后加用氮气饱和的注射用水至足量,药液用垂熔玻璃漏斗过滤。

(4) 灌封:按《中华人民共和国药典》(以下简称《中国药典》)规定调节灌注器装量,以保证注射用量不少于标示量 2.0 mL,调节好封口仪的火焰,然后将药液灌装于 2 mL 安瓿中,安瓿液面上通入氮气,随灌随封口。

(5) 灭菌与检漏:封好口的安瓿用 100℃流通蒸汽灭菌 15 min,灭菌完毕立即将安瓿放入 1% 亚甲蓝溶液中,挑出药液被染色的安瓿,其余安瓿擦干,供质量检查用。

(6) 质量检查:按《中国药典》规定检查配制的维生素 C 注射液的 pH、可见异物等指标,应全部符合要求。

3. 操作注意

（1）通氮气每次需 2～3 min，以确保充分除去溶液或容器中的氧。且灌注药液通氮后，安瓿需立即封口。

（2）安瓿封口需使用煤气，一定要注意使用安全，用完后需立即关紧进气阀。

（3）封口时应手持安瓿底部，并注意安瓿向上斜 45 度，以防止药液接触安瓿口（温度很高），造成安瓿爆裂或药液碳化。

（4）封口时，准备一个盛有凉水的烧杯，将熔封时产生的碎玻璃渣置于其中，避免划伤操作者。

（二）影响维生素 C 注射液稳定性的因素考察

1. 维生素 C 注射液的处方　如表 4 - 2 所示。

表 4 - 2　维生素 C 注射液的处方

成分	用量
维生素 C	15 g
无水碳酸钠	4.65 g
注射用水	加至 300 mL

2. 制备

（1）将注射用水煮沸，放冷后备用。

（2）用约 30 mL 注射用水将无水碳酸钠溶解。

（3）容器内放入占总体积约 75% 的注射用水，加入维生素 C，搅拌使溶解。将碳酸钠溶液缓缓加至维生素 C 溶液中，测 pH 为 5.8～6.2，最后加注射用水至处方规定量。

（4）用 G3 垂熔玻璃漏斗过滤上述溶液，逐个分装于 7 个干燥三角烧瓶内。按表 4 - 3 规定分别在上述各瓶内加入附加剂或按下表所述条件操作，然后用 5 mL 注射器管将各瓶溶液灌装于 10 mL 西林瓶中，每瓶装量 5 mL，灌装后立即盖上胶塞和铝盖，用轧盖机轧紧。

表 4-3 影响维生素 C 注射液稳定性的因素考察

溶液编号	附加剂及制备条件	结果观察	
		未灭菌样品色泽	灭菌样品色泽
A	$CuSO_4(1\times10^{-6}\ mol/L)$		
B	$EDTA-2Na(0.05\%)+CuSO_4(1\times10^{-6}\ mol/L)$		
C	NaOH 调 pH 至 8.0		
D	抗氧剂 0.2%		
E	溶液通 N_2，灌封后通 N_2		
F	抗氧剂 0.2%，灌封前通 N_2		
G	不作任何处理		

（5）将灌装好的维生素 C 注射液除每种条件取出 2 支外，其余全部置于水中煮沸 30 min 灭菌，灭菌后立即置于冷水中，剔除漏气者。

四、实验结果与讨论

1. 结果记录 将维生素 C 注射液检漏、pH 及可见异物检查结果记入表 4-4 中。

表 4-4 维生素 C 注射液检漏、pH 及可见异物检查结果

检查总支数	不合格支数						合格支数	合格率	pH
	漏气	玻屑	纤维	白点	焦头	总数			

2. 影响维生素 C 注射液稳定性的因素

（1）各编号维生素 C 溶液按表 4-3 规定条件操作后，立即观察溶液有无色泽变化，并记录于表 4-3 中。

（2）煮沸灭菌 30 min 后，观察各维生素 C 溶液的色泽变化，并以下列符号记录："●"未变色；"＋"浅黄色；"＋＋"黄色较深；"＋＋＋"黄色最深。

（3）根据实验结果，说明维生素 C 的稳定性与哪些因素有关。试述制备稳定的维生素 C 注射液应采取哪些措施，请拟定一个合理的处方及制备工艺。

五、思考题

（1）注射剂的一般质量要求有哪些？

（2）注射液的配制方法有哪些？配制时需要注意哪些问题？

（3）If you want to know more about the stability of vitamin C, what other experiments do you think need to be done?

实验五 │ 葡萄糖注射液的制备

一、预习要点

输液（infusion）是指供静脉滴注用的大容量注射液，注射量一般不小于 100 mL。通常包装在玻璃瓶或塑料软袋中，使用时通过输液器调整滴速，持续而稳定地向患者体内输注药物、补充体液、电解质或提供营养物质等。由于其用量大且直接入血，故质量要求高，生产工艺亦与小体积注射剂有一定差异。

输液的配制必须采用新鲜注射用水和优质的注射用原辅料，配制方法多为浓配法，以提高产品质量。输液的滤过常采用加压滤过，可将过滤装置串联，如垂熔玻璃滤器—微孔滤膜，或采用双层微孔滤膜，也可在微孔滤膜后加上超滤膜，进一步增强除尘、除菌和除热原的能力。为减少微生物和热原污染，输液的整个生产过程应连贯进行，且从配液到灭菌不应超过 4 h。输液灭菌采用热压灭菌，要求 F_0 值大于 8 min，常用 12 min。

输液的质量要求与小体积注射剂基本一致，但由于其应用特点，对热原、无菌、可见异物、不溶性微粒等要求更严格。pH 力求接近体液，避免过酸或过碱引起酸碱中毒。渗透压应尽可能与血液等渗。

葡萄糖是人体内主要的热量来源之一，每 1 g 葡萄糖可产生 16.7 KJ（4 kcal）热能，故用来补充能量，治疗低血糖症。高渗葡萄糖注射液快速静脉推注有促进组织脱水的作用,可用于降低眼压及减少因颅内压增加引起的各种疾病。另外,葡萄糖是维持和调节腹膜透析液渗透压的主要物质。

葡萄糖在酸性溶液中会脱水形成 5 -羟甲基糠醛,后者再进一步分解为乙酰丙酸和甲酸,同时形成一种有色聚合物。反应过程如图 5 - 1 所示:

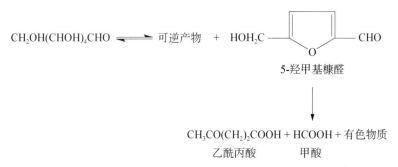

图 5 - 1　葡萄糖降解反应过程

影响葡萄糖注射液稳定性的因素,主要是灭菌温度和溶液的 pH。因此,为避免溶液变色,需要严格控制灭菌温度和时间,灭菌后应及时冷却,同时调节半成品溶液的 pH 在 3.8～4.0 较为稳定。

二、实验目的

(1) 掌握输液的生产工艺过程和操作要点。
(2) 掌握输液成品的质量检验标准和方法。
(3) 了解影响葡萄糖注射液稳定性的因素。

三、实验内容

(一) 5%葡萄糖注射液的制备

1. 处方　如表 5 - 1 所示。

表 5-1　5%葡萄糖注射液处方

成分	用量
注射用葡萄糖	10 g
1%盐酸	适量
注射用水	加至 200 mL

2. 制备

(1) 配液:称取 10 g 葡萄糖,投入 20 mL 煮沸的注射用水中,配成 50% 的浓溶液,加入 1%盐酸适量,调节 pH 至 3.8~4.0,同时加入 0.02 g 活性炭,混匀,加热煮沸约 15 min,趁热使用 G3 垂熔玻璃漏斗过滤脱碳。滤液加注射用水稀释至 200 mL。测定 pH 及含量,合格后滤过。

(2) 过滤:使用微孔滤膜进行滤过,孔径 0.8 μm,将其安装于圆筒形膜滤器中,加压滤过,弃去初滤液(约 40 mL),收集续滤液。

(3) 灌装、封口:将滤液灌装于 100 mL 输液瓶中,加胶塞和铝盖,使用轧盖机轧紧。

(4) 灭菌:将输液瓶置于高压灭菌锅中,于 115℃热压灭菌 30 min,即得。

3. 操作注意

(1) 垂熔玻璃漏斗使用前需用热纯化水冲洗。

(2) 微孔滤膜需提前一日用注射用水浸泡,以达最佳过滤效果。圆筒形膜滤器使用前先用纯化水清洗内壁,然后用热纯化水冲洗几次,再用注射用水冲洗 1 次。安装好微孔滤膜后,应检查滤器的密封性,是否存在漏液问题。

(3) 使用轧盖机封口时,需注意是否轧紧实。

(4) 高压灭菌锅的操作人员必须持有压力容器操作证。使用高压灭菌锅应严格遵守操作规程。灭菌完毕,一定要待输液瓶放冷后才能拿出,避免烫伤。

(二) 葡萄糖注射液的质量检查

本实验对自制的葡萄糖注射液进行质量检查,检查项目包括性状、pH、渗透压、可见异物及含量。

1. 性状　应为无色或几乎无色的澄明液体。

2. pH　取 5%葡萄糖注射液,每 100 mL 加饱和氯化钾溶液 0.3 mL(增加溶液总离子强度,使检测速度更快),采用酸度计测定其 pH 值。测定前,应采用标准缓冲液校正仪器。葡萄糖注射液的 pH 值应为 3.2~6.5。

3. **渗透压**　采用冰点渗透压仪进行测定。按仪器说明书操作,首先取适量新沸放冷的水调节仪器零点,然后由表 5-2 中选择两种标准溶液(供试品溶液的渗透压应介于两者之间)校正仪器,再用吸管吸取适量供试品溶液置于洁净干燥的测试管中进行测定。5%葡萄糖注射液的渗透压摩尔浓度应在 285~310 mOsmol/kg。

表 5-2　渗透压摩尔浓度测定仪校正用标准溶液

每 1 kg 水中氯化钠的重量/g	毫渗透压摩尔浓度(mOsmol/kg)	冰点下降温度 ΔT/℃
3.087	100	0.186
6.260	200	0.372
9.463	300	0.558
12.684	400	0.744
15.916	500	0.930
19.147	600	1.116
22.380	700	1.302

4. **可见异物检查**　可见异物是指存在于注射剂中,在规定条件下目视可以观测到的不溶性物质,其粒径或长度通常大于 50 μm。

可见异物检查常采用灯检法。灯检应在暗室中进行,采用日光灯为光源。用无色透明容器包装的无色供试品溶液,检查时被观察供试品所在处的光照度应为 1 000~1 500 lx;用透明塑料容器包装、棕色透明容器包装的供试品或有色供试品溶液,光照度应为 2 000~3 000 lx;混悬型供试品或乳状液,光照度应增加至约 4 000 lx。

取供试品,擦净容器外壁,将其置于澄明度检测仪遮光板边缘处,在明视距离(指供试品至人眼的清晰观测距离,通常为 25 cm),手持容器颈部,轻轻旋转和翻转容器(但应避免产生气泡),使药液中可能存在的可见异物悬浮,分别在黑色和白色背景下目视检查,重复观察,总检查时限 20 s。50 mL或 50 mL 以上大容量注射液按直、横、倒三步法旋转检视。供试品溶液中有大量气泡产生影响观察时,需静置足够时间至气泡消失后检查。

结果判定:供试品中不得检出金属屑、玻璃屑、长度超过 2 mm 的纤维、最大粒径超过 2 mm 的块状物,以及静置一定时间后轻轻旋转时肉眼可见的烟雾状微粒沉积物、无法计数的微粒群或摇不散的沉淀,以及在规定时间内较难计数的蛋白质絮状物等明显可见的异物。

5. 含量测定　取本品适量,在 25℃时,依法测定旋光度(《中国药典》第四部通则 0621),与 2.085 2 相乘,即得供试量中含有 $C_6H_{12}O_6 \cdot H_2O$ 的重量。

四、实验结果

将实验结果填入表 5 - 3 中。

表 5 - 3　葡萄糖注射液性状、pH、渗透压、可见异物及含量检查结果

检查总瓶数	性状		pH		渗透压	可见异物	含量
	灭菌前	灭菌后	灭菌前	灭菌后			

五、思考题

(1) 影响葡萄糖注射液稳定性的因素有哪些? 如何通过设计合理的处方和制备工艺避免这些问题?

(2) What are the differences between the quality requirements of infusion and small volume injections?

实验六｜冻干粉针剂的制备

一、预习要点

注射用无菌粉末(sterile powder for injection)又称粉针剂,临用前用灭

菌注射用水溶解后注射,是一种较常用的注射剂型,适用于在水中不稳定的药物,特别是对湿热敏感的抗生素及生物制品。根据生产工艺不同,注射用无菌粉末分为注射用冷冻干燥产品和注射用无菌分装产品。冷冻干燥技术是把含有大量水分的物料预先降温,冻结成固体,再在真空条件下使冰直接升华,以水蒸气形式除去,从而得到干燥产品的一种技术。冻干粉针剂的制备工艺流程如图6-1所示,产品在冻干之前的操作,基本上与水溶液注射剂相同,灌注分装后工艺一般包括预冻、升华干燥及再干燥等过程。

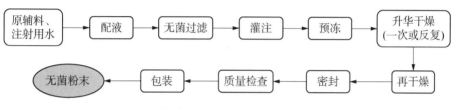

图 6-1　注射用冷冻干燥产品的制备工艺流程

1. **预冻**　药液随温度的下降冻结成固体,温度一般应降至产品低共熔点以下10～20℃以保证冷冻完全。若预冻不完全,在减压过程中可能产生沸腾冲瓶现象,使制品表面不平整。

2. **升华干燥**　使制品中的冰升华,升华温度约为-20℃,药液中的水分可基本除尽。另一种是反复冷冻升华法,该法的减压和加热升华过程与一次升华法相同,只是预冻过程须在低共熔点与低共熔点以下20℃之间反复进行,而不是一次降温完成。

3. **再干燥**　升华干燥完成后,温度继续升高至0℃或室温,并保持一段时间,可使已升华的水蒸气或残留的水分被抽尽。再干燥可保证冻干制品含水量<1%,并有防止回潮的作用。

将冷冻干燥时制品温度与搁板温度随时间变化绘制的曲线称为冷冻干燥曲线。先将冻干箱空箱降温到-50～-40℃,然后将产品放入冻干箱内进行预冻(降温阶段)。制品的升华干燥是在高真空下进行的,升华干燥阶段进行第一步加热,使冰大量升华,此时制品温度不宜超过低共熔点。在干燥阶段进行第二步加热,以提高干燥程度,此时搁板温度一般控制在30℃左右,直到制品温度与搁板温度重合即达终点。

二、实验目的

(1) 掌握冻干粉针剂生产的工艺过程和操作要点。

(2) 熟悉冻干粉针剂的质量检查标准和方法。

(3) 了解影响冻干粉针剂质量的因素。

三、实验内容

(一) 维生素 C 冻干粉针剂的制备

1. **处方**　如表 6-1 所示。

表 6-1　维生素 C 冻干粉针剂的处方

成分	用量	成分	用量
维生素 C	5 g	碳酸氢钠	2.4 g
EDTA-2Na	0.005 g	焦亚硫酸钠	0.2 g
甘露醇	适量	注射用水	加至 100 mL

2. **制备**

(1) 西林瓶在使用前用洗涤剂浸泡 1 h,然后用自来水内外冲刷 10 遍,再用去离子水冲洗 2 遍,注射用水冲洗 1 遍,置于烘箱内烘干。西林瓶塞不可放入烘箱,风干即可。烧杯、玻璃棒、抽滤瓶、垂熔玻璃漏斗、细口瓶用洗涤剂洗净后,用自来水内外冲刷 10 遍,再用去离子水冲洗 2 遍,注射用水冲洗 1 遍,置于烘箱内烘干。量筒同法洗净后,置于阴凉洁净处风干。

(2) 冻干粉针剂的制备:取处方量 80% 的注射用水,通入氮气(3~5 min)使其饱和,加入 EDTA-2Na 和焦亚硫酸钠,搅拌溶解,加入维生素 C,搅拌溶解,分次缓慢地加入碳酸氢钠,并不断搅拌至无气泡产生,待完全溶解后,用盐酸调节药液 pH 值至 5.8~6.2,最后加用氮气饱和的注射用水至足量。用 G3 垂熔玻璃漏斗预滤,再用 0.45 μm 孔径的微孔滤膜精滤。

上述药液配制后,按表6-2分成4份,分别加入不同量的甘露醇,搅拌溶解。

表6-2　样品配制表

组号	1	2	3	4
取用原药液量/mL	20	20	20	20
甘露醇/g	0	0.6	1.6	2.4

检查滤液可见异物合格后,用移液管移2 mL药液至西林瓶中,盖塞,通氮气去除西林瓶壁上的气泡。

将样品放入冻干机冷冻干燥,冻干条件:-35℃预冻4 h,-35~0℃低温真空干燥约16 h,30℃升温再干燥约4 h。

3. 操作注意

(1) 配液时,注意将碳酸氢钠加入维生素C溶液中的速度应缓慢,以防产生的气泡使溶液溢出,同时要不断搅拌。

(2) 维生素C容易氧化变质导致含量下降,颜色变黄,尤其是当金属离子存在时变化更快。故在处方中加入抗氧化剂并通入氮气,所有容器、工具、管道不得露铁、铜等金属。

(3) 西林瓶灌装后,要赶走瓶壁上的气泡,并避免药液接触橡胶瓶塞。否则会影响产品外观,并会导致部分产品粘连在瓶塞上。

(二) 质量检查与评定

注射用无菌粉末的质量要求与注射液基本一致,除此之外,还需进行外观性状、装量差异、水分等检查。

1. **外观**　检查冻干品外观是否饱满、疏松多孔,呈块状或海绵状。

2. **装量差异**　除另有规定外,注射用无菌粉末按照下述方法检查,应符合规定。检查法:取供试品5瓶(支),除去标签、铝盖,容器外壁用乙醇擦净,干燥,开启时注意避免玻璃屑等异物落入容器中,分别迅速精密称定;容器为玻璃瓶的注射用无菌粉末,首先小心开启内塞,使容器内外气压平衡,盖紧后精密称定。然后倾出内容物,容器用水或乙醇洗净,在适宜条件下干燥后,再分别精密称定每一容器的重量,求出每瓶(支)的装量与平均装量。每瓶(支)装量与平均装量相比,应符合下列规定;如有1瓶(支)不符合规定,应另取10瓶(支)复试,应符合规定。

凡规定检查含量均匀度的注射用无菌粉末,一般不再进行装量差异检查。

表 6-3   注射用无菌粉末的装量差异限度

平均装量	装量差异限度
0.05 g 及 0.05 g 以下	±15%
0.05 g 以上至 0.15 g	±10%
0.15 g 以上至 0.50 g	±7%
0.50 g 以上	±5%

3. 水分   取供试品,按照水分测定法测定,含水量不得过 3.0%。

四、实验结果与讨论

(1) 对维生素 C 冻干粉针剂的质量进行评定,结果填于表 6-4 中。

表 6-4   维生素 C 冻干粉针剂质量检查结果

	每支重量/g	平均装量/g	装量差异/%	外观	水分
维生素 C 冻干粉针剂					

(2) 绘制维生素 C 冻干粉针剂的冷冻干燥曲线。

五、思考题

(1) What factors affect the quality of the freeze-dried powder injection?

(2) 冻干保护剂甘露醇含量的不同对冻干制品的形态有哪些影响?

（3）冻干粉针剂的质量检查有哪些内容？

实验七｜滴眼剂的制备

一、预习要点

滴眼剂（eye drops）指由原料药物与适宜辅料制成的供滴入眼内的无菌液体制剂，可分为溶液、混悬液或乳状液。滴眼剂常用作杀菌、消炎、收敛、缩瞳、麻醉或诊断之用，有的还可作润滑剂或代替泪液之用。滴眼剂虽然是外用制剂，但质量要求类似注射剂，对 pH、渗透压、无菌及可见异物等均有要求。

1. pH 值　pH 值对滴眼剂的刺激性、稳定性、主药的溶解度、生物利用度等均有影响，一般使用缓冲液来调节。常用的缓冲液有磷酸盐缓冲液、硼酸盐缓冲液等，可调节滴眼剂的 pH 值为 6～8，选择缓冲液时需注意与主药的配伍禁忌。

2. 渗透压　除另有规定外，滴眼剂应与泪液等渗，并应进行渗透压摩尔浓度测定。渗透压具有依数性，常用氯化钠、硼酸、葡萄糖等根据冰点降低法或氯化钠等渗当量法调节等渗。

3. 无菌　眼内注射溶液、眼内插入剂及供外科手术用和急救用的眼用制剂要求绝对无菌，且不得加抑菌剂，应采用一次性使用包装。多剂量滴眼剂一般应加适当抑菌剂，应尽量选用安全风险低的抑菌剂。

4. 可见异物　溶液型滴眼液必须澄清，不得检出金属屑、玻璃屑、长度或最大粒径超过 2 mm 的纤维和块状物等明显可见异物。

滴眼剂的制备工艺根据药物性质不同而不同。对于热稳定的药物，其滴眼剂的制备流程见图 7-1；对热不稳定的药物，需采用无菌操作法制备。

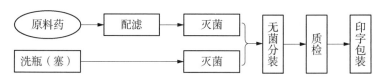

图 7-1　滴眼剂的制备工艺流程

二、实验目的

(1) 掌握滴眼剂的制备方法。

(2) 熟悉滴眼剂的质量评定及渗透压调节方法。

三、实验内容

(一) 氯霉素滴眼液的制备

1. 处方　如表 7-1 所示。

表 7-1　氯霉素滴眼液的处方

成分	用量	成分	用量
氯霉素	0.25 g	羟苯甲酯	0.023 g
氯化钠	0.9 g	羟苯丙酯	0.011 g
注射用水	加至 100 mL		

2. 制备　取羟苯甲酯和羟苯丙酯,加沸注射用水溶解,于 60 ℃ 时溶入氯霉素和氯化钠,加注射用水至足量,用 G4 垂熔玻璃漏斗过滤,100 ℃ 流通蒸气灭菌 30 min,无菌分装于滴眼瓶中,规格 5 mL。

3. 操作注意

(1) 氯霉素对热稳定,配液时加热可加速其溶解。

(2) 处方中可加入硼砂、硼酸作为缓冲剂,亦可调节渗透压,同时还可以增加氯霉素的溶解度;但使用生理盐水会使滴眼剂更稳定且刺激性小。

(3) 灭菌后,操作者须在无菌操作台内进行分装、加塞。

[附注]本品用于治疗沙眼、急慢性结膜炎、眼睑缘炎、角膜溃烂、急性睑腺炎(麦粒肿)及角膜炎等。

(二) 硫酸锌滴眼液的制备

1. 处方　如表 7-2 所示。

表7-2　硫酸锌滴眼液的处方

成分	用量
硫酸锌	0.5 g
硼酸	1.8 g
注射用水	加至 100 mL

2. 制备　称取硼酸,加50 mL注射用水加热溶解,再加入硫酸锌搅拌溶解后,放冷,用G4垂熔玻璃漏斗过滤,自滤器上添加注射用水至足量,搅匀,装输液瓶中,100℃流通蒸气灭菌30 min,无菌分装于滴眼剂瓶中,规格为10 mL。

3. 操作注意　硫酸锌在中性或弱碱性溶液中,易水解生成$Zn(OH)_2$沉淀,故加入硼酸调节溶液呈微酸性(pH 4.7~5.2),避免沉淀产生。

[附注]本品具有收敛与防腐作用,常用于治疗慢性结膜炎。

(三) 人工泪液

1. 处方　如表7-3所示。

表7-3　人工泪液的处方

成分	用量	成分	用量
羟丙甲纤维素 K100 M	3.0 g	氯化钠	4.5 g
氯化钾	3.7 g	硼酸	1.9 g
苯扎氯铵溶液	0.2 mL	硼砂	1.9 g
注射用水	加至 1000 mL		

2. 制备　称取处方量的羟丙甲纤维素(HPMC),加于100 mL注射用水中充分溶胀,待完全溶解后,依次加入硼砂、硼酸、氯化钾、氯化钠及苯扎氯铵溶液,混合溶解,再添加注射用水至全量,搅匀。用$0.22\ \mu m$微孔滤膜过滤除菌,滤液经检查合格后,无菌定量分装于塑料滴眼剂瓶中,即得。

3. 操作注意

(1) 研究表明,HPMC溶液澄明度好,用于滴眼液较甲基纤维素等更理想。

（2）HPMC K100 M 宜用 3％溶液，20℃时黏度为 3 750～5 250 厘泊（cps）者。

（3）处方中苯扎氯铵溶液系苯扎氯铵的 50％溶液。

［附注］本品为人工泪液，能代替或补充泪液、湿润眼球，用于治疗无泪液患者及干燥性角膜炎、结膜炎。

（四）质量检查

1. **可见异物**　参照实验五"葡萄糖注射液的制备"中可见异物检查法对 3 种滴眼剂的可见异物进行检查。

2. **pH 值**　采用酸度计测定 3 种滴眼剂的 pH 值。测定前，应采用标准缓冲液校正仪器。

3. **装量检查**　除另有规定外，取供试品 5 个，开启时注意避免损失，将内容物转移至预经标化的干燥量入式量筒中（量具的大小应使待测体积至少占其额定体积的 40％），黏稠液体倾出后，除另有规定外，将容器倒置 15 min，尽量倾净。2 mL 及以下者用预经标化的干燥量入式注射器抽尽。读出每个容器内容物的装量，并求其平均装量，其中每个容器装量不得少于标示装量的 93％，平均装量不得少于标示装量。如有 1 个容器装量不符合规定，则另取 5 个复试，应全部符合规定。

四、实验结果与讨论

（1）将实验结果记录于表 7－4 中。

表 7－4　滴眼液的质量检查结果

品名	可见异物	pH 值	装量
氯霉素滴眼液			
硫酸锌滴眼液			
人工泪液			

（2）分析3种滴眼剂产品的质量，讨论影响产品质量的主要实验步骤。

五、思考题

（1）滴眼剂制备中应注意哪些问题，以保证其质量？

（2）What issues should be considered in selecting bacteriostatic agents for eye drops?

（3）滴眼液为何要保持适当的 pH 值和渗透压，调节 pH 值和渗透压时应该注意哪些方面？

实验八 散剂与颗粒剂的制备

一、预习要点

散剂（powder）指原料药物或与适宜辅料经粉碎、均匀混合制成的干燥粉末状制剂，分为内服散剂和局部用散剂。散剂具有以下特点：粒径小、比表面积大，容易分散、起效快；外用覆盖面积大，可同时发挥保护和收敛等作用；贮存、运输、携带比较方便；制备工艺简单，剂量易于控制，便于婴幼儿服用。

散剂的制备过程包括粉碎、过筛、混合、分剂量及包装等。其中混合是制备散剂的重要单元操作之一，直接关系到剂量准确、用药安全及有效。药物混合的均匀度与各组分量的比例、堆密度、混合时间及方法等有关。散剂的制备工艺流程如图 8 - 1 所示。

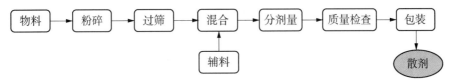

图 8 - 1 散剂的制备工艺流程

颗粒剂(granules)指原料药物与适宜的辅料混合制成具有一定粒度的干燥颗粒状制剂,可分为可溶颗粒、混悬颗粒、泡腾颗粒、肠溶颗粒,根据释放特性不同还有缓释颗粒等。颗粒剂具有服用方便、口感好、易于分剂量等优点。颗粒剂的一般制法是将处方成分或中草药提取物与辅料制成软材,过筛制粒,湿粒在低温下干燥,分装即得。一般制备工艺如图8-2所示。

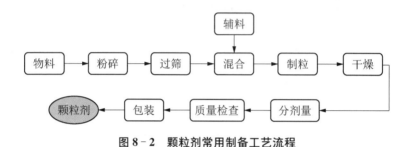

图8-2　颗粒剂常用制备工艺流程

二、实验目的

(1) 掌握固体药物粉碎、过筛及混合的操作方法。
(2) 掌握散剂和颗粒剂的制备方法。
(3) 熟悉颗粒剂的质量标准。

三、实验内容

(一) 散剂的制备

1. 复方枸橼酸钠散的制备

(1) 处方:如表8-1所示。

表8-1　复方枸橼酸钠散的处方

成分	用量	成分	用量
枸橼酸钠	2.9 g	氯化钾	1.5 g
氯化钠	3.5 g	葡萄糖	22 g

(2)制备:将以上4种物质按处方量用研钵分别研细,混合均匀,过100目筛即得。

(3)质量检查:

1)外观均匀度:取供试品适量,置光滑纸上,平铺约5 cm²,将其表面压平,在明亮处观察,应色泽均匀,无花纹与色斑。

2)粒度:除另有规定外,取供试品10 g,精密称定,置规定号的药筛中(筛下配有密合的接收容器),筛上加盖。按水平方向旋转振摇至少3分钟,并不时在垂直方向轻叩筛。取筛下的颗粒及粉末,称定重量,计算其所占比例(%)。化学药散剂通过七号筛的粉末重量,不得少于95%。

[附注]临用前加1 000 mL温开水溶解后口服,用于腹泻、呕吐后电解质和水分的补充。

2. 硫酸阿托品倍散的制备

(1)处方:如表8－2所示。

表8－2 硫酸阿托品倍散的处方

成分	用量
硫酸阿托品	0.1 g
1%(质量分数)胭脂红乳糖	0.1 g
乳糖	加至10 g

(2)制备:先取少量乳糖加入研钵中研磨使研钵内壁饱和。将硫酸阿托品与胭脂红乳糖在研钵中研匀,然后按等量递加混合法加乳糖混匀,直至色泽一致。

胭脂红乳糖的制备:取胭脂红1 g置研钵中,加乙醇10～20 mL,研磨使其溶解,再按等量递加法加入乳糖99 g,研磨均匀,于50～60℃干燥,过100目筛即得。

(3)质量检查:按前述方法检查硫酸阿托品倍散的外观均匀度和粒度。

[附注]本品为抗胆碱药,解除平滑肌痉挛,抑制腺体分泌,散大瞳孔。用于胃肠道、肾及胆绞痛等疾病的治疗。

（二）碳酸钙泡腾颗粒的制备

1. 处方　如表 8-3 所示。

表 8-3　碳酸钙泡腾颗粒的处方

a. 酸组处方	用量	b. 碱组处方	用量
柠檬酸	11g	碳酸钙	7.5g
乳糖	6g	乳糖	4g
山梨醇	1g	碳酸氢钠	3.6g
蛋白糖	8g	维生素 D_3-β-环糊精	4g
聚维酮 K30	2g		

2. 制备

（1）将 2 g 聚维酮 K30 溶于 20 mL 70％的乙醇溶液中，制成黏合剂溶液。

（2）将碱组的碳酸钙、碳酸氢钠、乳糖混匀，得到碱组混合物。将维生素 D_3-β-环糊精包合物用 4 mL 黏合剂溶液溶解，加入碱组混合物混匀后，加入 9 mL 黏合剂溶液混合制粒，60℃烘干至含水量不高于 2％，得到碱组颗粒。

（3）将酸组的柠檬酸、乳糖、山梨醇、蛋白糖混匀，得到酸组混合物。加入 7 mL 黏合剂溶液，制粒，烘干至含水量不高于 2％，得到酸组颗粒。

（4）将干燥好的酸组颗粒、碱组颗粒分别过 2.5 mm 不锈钢筛网整粒，将整粒后的颗粒经旋振筛分筛，除去不能通过 1 号筛的粗粒和能通过 5 号筛的细粉。将碱组颗粒和酸组颗粒混匀，即得碳酸钙泡腾颗粒剂。

3. 质量检查

（1）粒度检查：除另有规定外，取单剂量包装的 5 袋（瓶）或多剂量包装的 1 袋（瓶），称定重量，置上层 1 号药筛中（下层 5 号筛下配有密合的接收容器），保持水平状态过筛，左右往返，边筛动边拍打 3 分钟。取不能通过 1 号筛和能通过 5 号筛的颗粒及粉末,称定重量,计算其所占比例(%)。颗粒剂不能通过 1 号筛与能通过 5 号筛的总和不得超过 15%。

(2) 溶化性检查:取供试品 3 袋,将内容物分别转移至盛有 200 mL 水的烧杯中,水温为 15～25℃,应迅速产生气体而呈泡腾状,5 分钟内颗粒均应完全分散或溶解在水中。

[附注]本品为补钙剂,用于预防和治疗钙缺乏症,如骨质疏松、手足抽搐症及骨发育不全等。

四、实验结果与讨论

(1) 将 2 个散剂成品的质量检查结果填入表 8-4 中。

表 8-4　散剂质量检查结果

处方	外观均匀度	粒度
复方枸橼酸钠散		
硫酸阿托品倍散		

(2) 将碳酸钙泡腾颗粒剂的质量检查结果填入表 8-5 中。

表 8-5　碳酸钙泡腾颗粒剂质量检查结果

处方	粒度	溶化性
碳酸钙泡腾颗粒		

五、思考题

(1) What are the requirements for the particle size of powders in different administration routes?

(2) 碳酸钙泡腾颗粒剂的制备中为何选用乙醇制粒?

实验九 | 硬胶囊剂的制备

一、预习要点

硬胶囊剂(hard capsule)指采用适宜的制剂技术,将原料药物或加适宜辅料制成的均匀粉末、颗粒、小片、小丸、半固体或液体等,充填于空心胶囊中制成的固体制剂。

硬胶囊剂的制备工艺如下。①物料的处理和填充:药物的填充形式包括粉末、颗粒及小丸等,填充方法有手工填充和机械灌装两种。硬胶囊剂制备的关键在于药物的填充,应保障药物剂量均匀,装量差异合乎要求。药物的流动性是影响填充均匀性的主要因素,对于流动性差的药物,需加入适宜辅料或制成颗粒以增加流动性,减少分层。②胶囊规格的选择与套合:空胶囊共有 8 种规格,常用的为 0～5 号,一般先测定待填充物料的堆密度,然后按药物规定剂量所占容积选择最小空胶囊,填充后,即可套合胶囊帽。

硬胶囊剂少量制备时,一般选用胶囊板手工填充(图 9 - 1),大生产时则采用胶囊填充机进行机械灌装。目前常用的是全自动胶囊灌装机(图 9 - 2)。

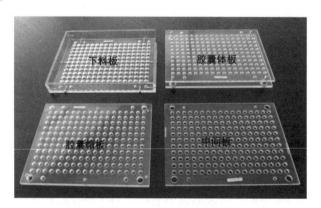

图 9 - 1　胶囊填充板

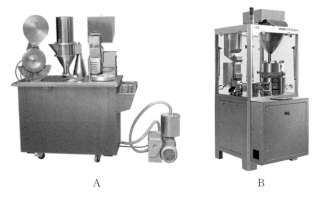

图 9 - 2 半自动(A)和全自动(B)胶囊灌装机

制成的硬胶囊需按照《中国药典》规定的胶囊剂质量标准进行检查。检查的项目,除胶囊外观应整洁、无异臭,不得有黏结、变形、渗漏或囊壳破裂等现象外,还必须检查装量差异和崩解时限。对有些胶囊剂,《中国药典》还规定检查溶出度,并明确凡检查溶出度的胶囊剂,不再检查崩解时限。溶出度、崩解时限和装量差异检查见《中国药典》(2020 版)四部附录。

二、实验目的

(1) 掌握硬胶囊剂制备的一般工艺过程。
(2) 掌握胶囊板手工填充胶囊的方法。
(3) 掌握胶囊剂的质量要求及检查方法。
(4) 了解全自动胶囊灌装机的主要部件及操作规程。

三、实验内容

(一) 速效感冒胶囊

1. 处方(100 粒) 如表 9 - 1 所示。

表 9-1 速效感冒胶囊的处方

成分	用量	成分	用量
对乙酰氨基酚	30 g	维生素 C	10 g
胆汁粉	10 g	咖啡因	0.3 g
氯苯那敏	0.3 g	10%淀粉浆	适量
食用色素	适量		

2. 制备

(1) 取上述各药物,分别粉碎,过 80 目筛。

(2) 将 10%淀粉浆分为 A、B、C 3 份,A 加入少量食用胭脂红制成红糊,B 加入少量食用橘黄制成黄糊,C 不加色素为白糊。

(3) 将对乙酰氨基酚分成 3 份,一份与氯苯那敏混匀后加入红糊,一份与胆汁粉、维生素 C 混匀后加入黄糊,一份与咖啡因混匀后加入白糊,分别制成软材,过 14 目筛制粒,于 70℃干燥至含水量低于 3%。

(4) 将上述 3 种颜色的颗粒混合均匀后,填入空胶囊中,即得。

(二) 双氯芬酸钠胶囊

1. 处方(150 粒) 如表 9-2 所示。

表 9-2 双氯芬酸钠胶囊的处方

成分	用量
双氯芬酸钠	7.5 g
淀粉	37.5 g
10%淀粉浆	适量

2. 制备

(1) 颗粒的制备:将双氯芬酸钠研磨,过 80 目筛,与淀粉混匀,加 10%淀粉浆制成软材,过 20 目筛制湿颗粒,将湿颗粒于 60~70℃烘干,干颗粒用 20 目筛整粒,即得。

(2) 硬胶囊的填充:采用有机玻璃制成的胶囊板(配 1 号胶囊)填充,按以下步骤实施。

1) 帽体分离:取 100 粒 1 号空胶囊,先将囊帽、囊体分开,各自放入一干燥容器中。

2) 装囊帽板:将下料板和囊帽板合在一起,将全部囊帽装入下料板,筛动使囊帽自由落入囊帽板中。

3) 装囊体板:将下料板和囊体板合在一起,将全部囊体装入下料板,筛动使囊体自由落入囊体板中。

4) 灌装:将装有囊体的囊体板水平放置在实验台上,将整粒好的颗粒倒在上面,用刮板来回刮动药粉,使药粉自由落入囊体中,轻轻振动囊体板使物料压紧,然后将药粉刮平并刮去多余部分。

5) 封口:将中间板和囊帽板合在一起(注意方向),然后与囊体板对准合在一起,用力压囊帽板,直至听到锁囊的"咔吧"声,封口结束。

6) 出囊:将囊帽板取走,拿起中间板,翻转从中间板中取出胶囊制剂。

3. 质量检查与评定

(1) 外观:表面光滑、整洁,不得粘连、变形和破裂,并应无异臭。

(2) 装量差异检查:应符合表 9 - 3 规定。

表 9 - 3 硬胶囊剂装量差异规定

平均装量	装量差异限度
0.3 g 以下	± 10%
0.3 g 及 0.3 g 以上	±7.5%

检查方法:取供试品 20 粒,分别精密称定重量,倾出内容物(不能损失囊壳),硬胶囊壳用小刷或其他适宜的用具(如棉签等)拭净,再分别精密称定囊壳重量,求出每粒内容物装量与平均装量。每粒装量与平均装量相比,超出装量差异限度的不得多于 2 粒,并不得有 1 粒超出限度 1 倍。

(3) 崩解时限:崩解指口服固体制剂在规定条件下全部溶散或成碎粒,除不溶性包衣材料或破碎的胶囊壳外,应全部通过筛网。如有少量不能通过筛网,但已软化或轻质上漂且无硬心者,可作符合规定论。根据《中国药典》(2020 年版)规定,硬胶囊剂的崩解时限为 30 min。

检查方法:将吊篮通过上端的不锈钢轴悬挂于支架上,浸入 1 000 mL 烧杯中,并调节吊篮位置使其下降至低点时筛网距烧杯底部 25 mm,烧杯内盛有温度为(37±1)℃的水,调节水位高度使吊篮上升至高点时筛网在水面下 15 mm 处,吊篮顶部不可浸没于溶液中。

除另有规定外,取供试品 6 粒,按照崩解时限项下方法检查(如胶囊漂浮于液面,可加挡板),各粒均应在 30 min 内全部崩解,如有 1 粒不能完全崩解,应另取 6 粒复试,均应符合规定。

(三) 全自动胶囊灌装机操作演示

全自动胶囊灌装机各部件如图 9 - 3 所示。机器运转时胶囊自料斗逐个竖直送入分送装置的选送叉内,当选送叉向下运作一次会送下 6 粒胶囊,且囊帽朝上,在第一个工位上真空分离系统把胶囊送入模块中,同时将帽体分开;转盘间歇旋转到第二工位时下模块下降并向外运动;第三、第四工位为灌装装置,可分别灌装小丸或粉末;在第五工位充填杆把压实的药柱推入下模块的囊体中;第六工位用吸尘管路将帽体未能分离的残次胶囊剔除;第七

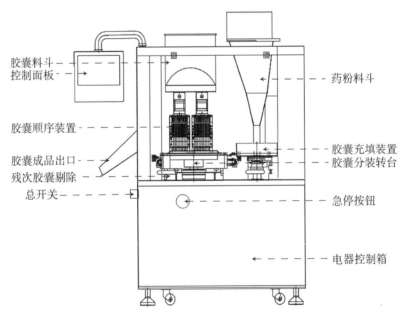

图 9 - 3　全自动胶囊灌装机示意图

工位下模块向内运动并同时上升；第八工位锁合推杆上升使已充填胶囊锁合；第九工位将锁好的胶囊推出收集；第十工位吸尘机清理模孔后再进入下一个循环。

胶囊充填工艺步骤包括：空心胶囊自由落料、空心胶囊定向排列、胶囊帽和体的分离、未分离的胶囊的剔除、胶囊体中充填药料、胶囊帽体重新套合、封闭、充填胶囊成品被推出机外。

全自动胶囊灌装机操作规程（standard operating procedure，SOP）如下。

（1）接通总电源。

（2）启动真空泵电机。

（3）选择状态：机器的状态分为点动运行和连续运行两种，第一次开机要先点动运行使机器运转 1～3 个循环，观察机器运转正常后方可连续运行。

（4）定量灌装剂量调节：调节夹持器的高度可以改变充填药柱的密度和装药量。

（5）将待灌装物料倒入药粉料斗，将空心硬胶囊倒入胶囊料斗。

（6）启动供料：分为手动和自动两种。手动供料按一次按钮，供料指示灯亮一下，供料电机转动一下。

（7）供料的自动控制：供料电机根据药粉料斗中料量自动停转和启动，药料用完时，会控制主电机自动停机。加满料后，自动启动。

（8）定量灌装：先以点动方式运行，称量胶囊的充填量，调整装量至合格。

（9）连续灌装：定量灌装检查合格后，可改为连续运行，灌装过程中需定时监控灌装是否稳定合格。

（10）变频器的调速：启动后可按动变频器调节充填速度，变频器也可显示每分钟充填胶囊的粒数。

（11）紧急开关的使用：遇紧急情况，可按动紧急开关按钮，立刻停机自锁，再开机时打开紧急开关的自锁。

（12）门控开关的使用：机器的 4 个门都有门控开关，当有门被打开或未关严，机器不启动。

四、实验结果

将双氯芬酸钠胶囊质量检查结果填入表 9 - 4 中。

表 9 - 4　双氯芬酸钠胶囊质量检查结果

	外观	平均装量/g	装量差异	崩解时限/min
双氯芬酸钠胶囊				

五、思考题

（1） Please describe the category of capsules and clarify their differences.

（2）胶囊剂与片剂相比有何特点？

（3）胶囊灌装机的填充原理有哪些？分别适用于何种物料的填充？本实验胶囊板灌装的原理属于哪种？

实验十 | 片剂的制备及质量评价

一、预习要点

片剂(tablet)指原料药物或与适宜的辅料制成的圆形或异形的片状固体制剂,可供内服和外用。片剂是医疗领域应用最广泛的剂型之一,它具有剂量准确、质量稳定、服用方便、成本低等优点。片剂的制备方法有制颗粒压片、结晶直接压片和粉末直接压片等。制颗粒的方法又分为干法制粒和湿法制粒。现将片剂的几种制备工艺流程总结如下(图 10 - 1)。

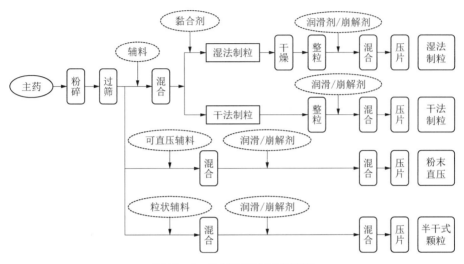

图 10 - 1　片剂的制备工艺流程

所有制备工艺中,以湿法制粒压片最为常用,整个流程中各工序都直接影响片剂的质量。主药和辅料首先必须符合规格要求,特别是主药为难溶性药物时,必须有足够的细度,以保证与辅料混匀及溶出度符合要求。主药与辅料是否充分混匀与操作方法也有关。若药物量小,与辅料量相差悬殊时,用等量递加法(也称配研法)混合,一般可混合得较均匀,但其含量波动仍较大;而用溶剂分散法,即将量小的药物先溶于适宜的溶剂中,再与其他成分混合,往往可以混合得很均匀,含量波动很小。

[注]等量递加法是指将量大的药物先研细,然后取出一部分与量小药物约等量(按容量计量)混匀,如此倍量增加量大的药物直至全部混匀。

湿法制粒压片时,颗粒的制备是制片的关键。欲制好颗粒,首先必须根据主药的性质选好黏合剂或润湿剂,制软材时要控制黏合剂或润湿剂的用量,使之"握之成团,轻压即散",以握后掌上不粘粉为度。过筛制得的颗粒一般要求较完整,可有一部分小颗粒。如果颗粒中含细粉过多,说明黏合剂用量太少;若呈线条状,则说明黏合剂用量太多,这两种情况制出的颗粒烘干后,往往出现太松或太硬现象,都不符合压片的颗粒要求,导致片剂质量不合格。

颗粒大小根据片剂大小由筛网孔径来控制,一般大片(0.3～0.5 g)选用14～16 目筛,小片(0.3 g 以下)选用 18～20 目筛制粒。颗粒一般细而圆整。

制备好的湿颗粒应尽快通风干燥,温度控制在 60℃。干燥时注意颗粒不要铺得太厚,以免干燥时间过长,易使药物被破坏。干燥后的颗粒常粘连结团,需再过筛整粒。整粒筛目孔与制粒时相同或略小,但若干颗粒较疏松,则宜选用稍粗的筛网整粒。整粒后加入润滑剂混合均匀,计算片重后压片。

片重的计算:主要以测定颗粒的药物含量计算片重。公式如下:

$$片重 = \frac{每片应含主药量}{干颗粒中主药百分含量测得值} \qquad (10-1)$$

压片时冲模直径根据片重进行选择。一般片重为 0.5 g 左右的片剂,选用 ϕ12 mm 冲模;0.4 g 左右,选用 ϕ10 mm 冲模;0.3 g 左右,选用 ϕ8 mm 冲模;0.1～0.2 g,选用 ϕ6 mm 冲模;0.1 g 以下,选用 ϕ5～5.5 mm 冲模。根据药物密度不同,再进行适当调整。

关于单冲压片机的使用,可在我院药学虚拟仿真实验教学平台的“药剂物化实验”板块观看“单冲压片技术学习系统”,学习单冲压片机的使用方法(http://10.148.154.11/openlearning/curriculum.html?id=1&CurTypeName=%E8%8D%AF%E7%90%86%E7%94%9F%E5%8C%96%E5%AE%9E%E9%AA%8C)。

制成的片剂需按照《中国药典》规定进行质量检查。检查项目包括外观、硬度、脆碎度、重量差异、崩解时限、溶出度/释放度、含量等。片剂外观应完整光洁、色泽均匀,且有适当的硬度和耐磨性(用脆碎度评价)。片剂一般需检查重量差异和崩解时限。有的片剂药典规定了检查溶出度和含量均匀度,并明确凡检查溶出度的片剂,不再检查崩解时限;凡检查含量均匀度的片剂,不再检查重量差异。各项质量要求及检查方法详见《中国药典》(2020 版)四部附录。

二、实验目的

(1) 掌握湿法制粒压片的一般工艺流程。

（2）掌握单冲压片机的使用方法。

（3）掌握片剂的质量要求及检查方法。

（4）熟悉片剂质量检查各仪器的操作。

三、实验内容

（一）单冲压片机的结构和使用

1. 单冲压片机的结构　单冲压片机结构简单，操作方便，为小生产和试制工作中常用的设备。其最大压力为 1.5 t（吨）（1 kg/cm^2＝9.8×10^4 Pa），产量为 80～100 片/分钟，一般为电动、手摇两用。

单冲压片机的主要部件为冲模（包括上冲、下冲和模圈）、冲模平台、饲料靴、加料斗、出片调节器、片重调节器和压力调节器（图 10 - 2）。这是在压片机拆装过程和使用过程中必须熟悉的部件。

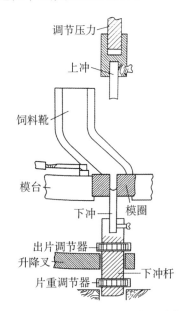

图 10 - 2　单冲压片机的主要结构

2. 单冲压片机的使用方法　单冲压片机的组装次序：下冲→冲模平台→上冲→饲料靴→加料斗，即自下而上的原则。调节次序：出片调节器→

片重调节器→压力调节器。拆卸次序:加料斗→饲料靴→上冲→冲模平台→下冲,即自上而下的原则。具体步骤如下。

(1) 先装好下冲,旋紧固定螺丝。旋转片重调节器,使下冲处在较低部位。

(2) 将模圈装入冲模平台,旋紧其固定螺丝,然后小心地将平台装在机座上,注意不碰撞下冲头,以免冲头卷边。稍稍旋紧平台固定螺丝。

(3) 装好上冲,旋紧锥形螺纹的螺丝。转动压力调节器使上冲处于压力低的部位,小心慢慢地用手转动压片机的转轮,使上冲头慢慢下降,至模圈口上方少许处停止,仔细观察上冲头是否正好在模圈的中心部位,如不在中心部位,谨慎松开平台固定螺丝,轻轻敲打平面,使其移动至上冲头恰在模孔的中心位置,转动转轮使上冲进入模孔,旋紧固定螺丝。再转动转轮,上冲在模孔中进出必须灵活,无碰撞和硬擦现象为合格。

(4) 装好饲料靴及加料斗,再转动转轮数次,若无异常,则组装正确。

(5) 调整出片调节器。转动出片凸轮,使下冲上升到冲头的平面与冲模平板齐平。

(6) 调节片重调节器。可根据片重需要,旋转片重调节器。先称取一个片重的颗粒进行初调。调整时注意勿使出片调节器转动,调整后仍需将固定板压紧。

(7) 调整压力调节器。根据片剂松紧度的要求,转动上冲,向右旋转减低压力,向左旋转增加压力。调整后将六角螺母扳紧。所需压力大小,以压出的片剂硬度合格为准,一般以手稍用力能摇动转轮为宜。

(8) 加上颗粒,用手摇动转轮,试压数片,称其平均片重,调节片重调节器,使压出的片重与应压片重相等,同时再次调节压力调节器,使压出的片剂硬度符合要求。一切顺利后,用电动机带动试压,检查片重、崩解时间,达到要求后,正式开机,压片过程中需经常观察和检查片重等,发现异常应立即停机进行调整。

(9) 压片完毕,拆下冲模、擦净,涂牛油或浸于液状石蜡中保存。

3. 使用单冲压片机注意事项

(1) 接上电源时注意旋转方向是否与转轮箭头方向一致,切勿倒转,否则会损害机件。

（2）压片时严禁用手在机台上收集药片,以免压伤。

（3）机器负荷过大、卡住不能转动时,应立即停机,找出原因。如果是压力调得太大所致,应降低压力,卸去负荷,切勿使用强力转动手轮,以免损坏机器。

（二）吲哚美辛片的制备

1. 处方(100 片量)　如表 10-1 所示。

表 10-1　吲哚美辛片的处方

成分	用量	成分	用量
吲哚美辛	2.5 g	硬脂酸镁	0.05 g
乳糖	5.3 g	50%乙醇	适量
羧甲基淀粉钠	0.15 g		

2. 制备　将吲哚美辛、乳糖、羧甲基淀粉钠按等量递加法混合均匀,以50%乙醇适量作润湿剂制成软材,过 20 目筛制粒,60～80℃干燥,整粒,加硬脂酸镁混匀,计算片重后,以 φ5.5 mm 冲模压片。

3. 操作注意　本片剂药物含量小,在与辅料混合时,宜采用等量递加法混合均匀。加润湿剂时,宜分次加,边加边搅拌,但速度要快,以免乙醇分散不匀,造成局部软材过松或过粘。

（三）硝酸甘油片的制备

1. 处方(1000 片量)　如表 10-2 所示。

表 10-2　硝酸甘油片的处方

成分	用量	成分	用量
乳糖	88.8 g	10%硝酸甘油乙醇溶液	0.6 g
糖粉	38.0 g	硬脂酸镁	1.0 g
17%淀粉浆	适量		

2. **制备**   将乳糖和糖粉充分混合均匀,然后用17%淀粉浆制软材,过20目筛制粒,60~80℃干燥,整粒,然后将10%硝酸甘油乙醇溶液喷洒在空白颗粒中,搅拌均匀,40℃干燥1h,加硬脂酸镁混匀,以ϕ8 mm冲模压片。

3. **操作注意**   本片剂药物含量小且硝酸甘油在高温下会挥发,因此采用先制备空白颗粒,然后将硝酸甘油乙醇溶液喷洒于干颗粒中,喷洒时要尽量使颗粒充分搅拌,缓缓喷洒,使其充分混合均匀。

(四) 片剂的质量评价

本实验对自制的吲哚美辛片进行质量检查,检查项目包括外观、片重差异、硬度、脆碎度、崩解度和含量测定。

1. **片剂外观**   应完整光洁、色泽均匀,无杂斑,无异物。

2. **片重差异**   取药片20片,精密称定总重量,求得平均片重后,再分别精密称定每片的重量。每片重量与平均片重比较,超出重量差异限度的不得多于2片,并不得有1片超出限度1倍。片重差异计算公式见式10-2。《中国药典》规定,0.3 g以下药片的重量差异限度≤±7.5%;0.3 g或0.3 g以上者为≤±5%。本片理论片重为80 mg,应按限度≤±7.5%评定其重量差异。

$$片重差异(\pm\%)=\frac{单片重-平均片重}{平均片重}\times100\% \qquad (10-2)$$

3. **硬度**   应用片剂硬度测定仪进行测定。将药片放置于两横杆之间,其中的活动横杆借助电动机沿水平方向对片剂径向加压,当片剂破碎时,活动横杆停止加压,仪表盘上所指示的压力即为片剂的硬度(kN)。测6片,取平均值。抗张强度可按公式10-3计算:

$$T_s=2F/(\pi\cdot D\cdot L) \qquad (10-3)$$

式中,F为片剂的径向破碎力(kN);D为片剂的直径(m);L为片剂的厚度(m)。

4. **脆碎度**   应用片剂脆碎度仪进行测定,设定转速为(25 ± 1)r/min,试验时间为4 min即圆筒转动的总次数为100次(图10-3)。平均片重小于0.65 g的供试品,取若干片,使其总重量约为6.5 g;平均片重大于0.65 g的供试品,取样 10 片进行试验。用吹风机吹去片剂脱落的粉末,精密称重,置于圆筒中,转动 100 次。取出,同法除去粉末,精密称重,减失重量不得过 1%,且不得检出断裂、龟裂及粉碎的药片。本试验一般仅作 1 次。如减失重量超过 1%,应复检 2 次,3 次的平均减失重量不得超过 1%,并不得检出断裂、龟裂及粉碎的药片。

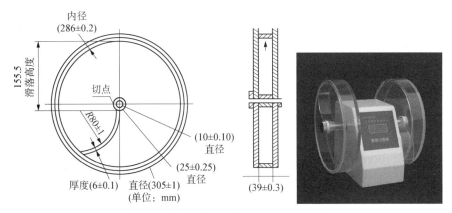

图 10 - 3　脆碎度测定仪示意图和实物

5. 崩解时间　取药片 6 片,分别置于吊篮的玻璃管中,每管各加 1 片,吊篮浸入盛有(37±1)℃水的 1 000 mL 烧杯中,启动崩解仪,从片剂置于玻璃管时开始计时,至片剂全部崩解成碎片并通过管底筛网止,该时间即为该片剂的崩解时间,各药片均应在 15 min 内全部崩解。如有 1 片不能完全崩解,应另取 6 片复试,均应符合规定(图 10 - 4)。

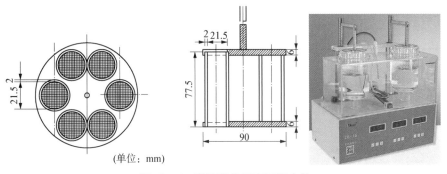

图 10 - 4　崩解度仪示意图和实物

6. 含量测定

（1）标准曲线的制备：精密称定吲哚美辛原料药 50 mg 于 100 mL 容量瓶中，先加 50 mL 乙醇溶解，然后加水定容至刻度。精密吸取上述溶液适量于 50 mL 容量瓶中，用 50% 乙醇分别稀释成 5、10、20、30、40 $\mu g/mL$ 标准液。以相应的溶剂为空白，在 320 nm 波长处测定吸光度，以吸光度对药物浓度进行线性回归，得标准曲线方程。

（2）吲哚美辛片含量测定：取 20 片吲哚美辛片，置于研钵中研细。精密称定相当于吲哚美辛 25 mg 的混合粉末，置 50 mL 容量瓶中，加入 25 mL 乙醇，超声提取，加纯化水定容至 50 mL。过滤（0.45 μm 微孔滤膜），取续滤液 0.5 mL 至 10 mL 容量瓶中，加 50% 乙醇定容至刻度。以相应的溶剂为空白，在 320 nm 波长处测定吸光度，代入标准曲线方程计算药物含量。

四、实验结果

将吲哚美辛片质量检查结果填入表 10 - 3、10 - 4。

表 10 - 3　吲哚美辛片质量检查结果

	平均片重/g	片重差异/%	硬度/kN	抗张强度(kN/m²)	崩解时限/min
吲哚美辛片					

表 10 - 4　吲哚美辛标准曲线及片剂含量测定结果

标准曲线					
浓度/$C(\mu g/mL)$	5	10	20	30	40
吸光度值/A					
标准曲线		$C = $ _____ + _____ A, $r = $ _____			

续 表

含量测定($n=3$)		
1	2	3

称量/g
含量(P)/%
$\overline{X} \pm SD$

五、思考题

(1) Please clarify the function of various excipients in Indomethacin tablet.

(2) 简述片剂硬度不合格的主要原因和解决方法。

(3) 简述片剂崩解时限不合格的主要原因和解决方法。

(4) 产生片剂重量差异超限的主要原因是什么?

(5)《中国药典》规定片剂的质量检查项目还有哪些?

实验十一 | 中药丸剂的制备

一、预习要点

(一) 中药丸剂的定义及分类

中药丸剂(pill of traditional Chinese medicine)指中药材细粉或药材提取物加适宜的黏合剂等辅料制成的球形或类球形固体制剂。根据所用赋形剂与制法的不同,又可将其分为水丸、蜜丸、水蜜丸、糊丸、蜡丸和浓缩丸等。

水丸指饮片细粉以水(或根据制法用黄酒、醋、稀药汁、糖液、含5%以下炼蜜的水溶液等)为黏合剂制成的丸剂。

蜜丸指饮片细粉以炼蜜为黏合剂制成的丸剂。其中每丸重量在0.5 g (含0.5 g)以上的称大蜜丸,每丸重量在0.5 g以下的称小蜜丸。

水蜜丸指饮片细粉以炼蜜和水为黏合剂制成的丸剂。

糊丸指饮片细粉以米粉、米糊或面糊等为黏合剂制成的丸剂。

蜡丸指饮片细粉以蜂蜡为黏合剂制成的丸剂。

浓缩丸指饮片或部分饮片提取浓缩后,与适宜的辅料或其余饮片细粉,以水、炼蜜或炼蜜和水等为黏合剂制成的丸剂。根据所用黏合剂不同,分为浓缩水丸、浓缩蜜丸和浓缩水蜜丸等。

(二) 中药丸剂的制备方法

中药丸剂的制法有泛制法和塑制法两种。

泛制法适用于水丸、水蜜丸、糊丸及浓缩丸剂的制备,其工艺流程为:

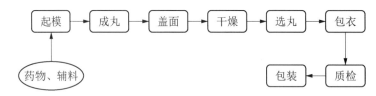

图 11 - 1　泛制法工艺流程

塑制法适用于蜜丸、浓缩丸、糊丸、蜡丸等的制备,其工艺流程为:

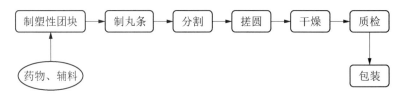

图 11 - 2　塑制法工艺流程

供制丸用的药粉应为细粉或极细粉;起模、盖面、包衣的药粉,应根据处方中药物性质选用。丸剂的赋形剂种类较多,应选用恰当的润湿剂或黏合剂,使之既有利于成型,又有助于控制溶散时限,提高药效。

水丸制备时,根据药料性质、气味等可将药粉分层泛入丸内,掩盖不良气味,防止芳香成分的挥发损失;也可将速效部分泛于外层,缓释部分泛于内层,达到长效的目的。一般选用黏性适中的药物细粉起模,并应注意掌握好起模用粉量。如用水作为润湿剂,必须用 8 h 以内的凉开水或纯化水。水蜜丸成型时先用低浓度的蜜水,然后用稍高浓度的蜜水成型后再用低浓度的蜜水撞光。盖面时要特别注意分布均匀。

泛制丸因含水分多,湿丸粒应及时干燥,干燥温度一般为 80℃ 左右。含挥发性、热敏性成分或淀粉较多的丸剂,应在 60℃ 以下干燥。丸剂在制备过程中极易染菌,应采取一定措施加以控制。

二、实验目的

(1) 掌握泛制法、塑制法制备中药丸剂的方法与操作要点。

(2) 熟悉水丸、蜜丸对药料和辅料的处理原则及各类丸剂的质量要求。

(3) 了解影响中药丸剂质量的因素。

三、实验内容

(一) 二妙丸的制备

1. 处方　如表 11-1 所示。

表 11-1　二妙丸的处方

成分	用量
苍术(炒)	500 g
黄柏(炒)	500 g
纯化水	适量

2. 制备

(1) 取苍术(炒)和黄柏(炒)饮片,粉碎成细粉,过 80 目筛。

(2) 称取苍术、黄柏细粉及滑石粉各 20 g,比例为 1∶1∶1。将 3 种粉末在不锈钢碗内混匀,再倒入 60 目筛,按"8"字法混匀。

(3) 打开包衣机,放入 30 g 混好的药粉,在制丸模过程中分次喷入适量

75％乙醇,并用刷子快速均匀地接触润湿的药粉,使粉末变成粗粉再变成小的丸模。

(4) 用刷子沾取不锈钢碗内的药粉,均匀地将粉末刷在包衣机内的丸模上(注:刷粉和喷乙醇交替进行),待丸模到适当大小时用勺子取出,进行过筛。

(5) 收集 6~8 目之间的药丸。大于 8 目的药丸重新碾碎,与小于 6 目的丸模合并,并按以上几步反复操作直至药粉全部刷完。

(6) 将制好的丸剂放入 60℃烘箱中干燥 20 min,即得成品。

3. 操作注意

(1) 药粉刚放入包衣机内时转速调节在约 20 r/min;在制丸模时可以调节至 40 左右;药丸盛出过筛时转速调回约 20 r/min。

(2) 刷子和药粉接触时不宜太重。

(3) 乙醇要尽可能喷在药粉的中上部分(约为药粉静置在包衣锅中左上 1/3 位置),注意不要喷到刷子上。

(4) 开始加粉时先用刷子少量多次地加入药粉。

(5) 注意将锅壁上粘着的粉末刷下来。

[附注]本品为黄棕色的水丸,气微香,味苦涩。用于湿热下注,足膝红肿热痛,下肢丹毒,白带,阴囊湿痒等病证。口服一次 6~9 g,一日 2 次。

(二) 大山楂丸的制备

1. 处方　如表 11 - 2 所示。

表 11 - 2　大山楂丸的处方

成分	用量	成分	用量
山楂	1000 g	蔗糖	600 g
六神曲(麸炒)	150 g	炼蜜	600 g
麦芽(炒)	150 g	纯化水	270 mL

2. 制备

(1) 准确称取三味主药,粉碎成细粉,过 100 目筛,混匀。

（2）另取蔗糖 600 g，加水 270 mL 与炼蜜 600 g，混合，在电磁炉不锈钢锅上炼至相对密度约为 1.38(70℃)时，60 目筛滤过。

（3）将药粉置于搪瓷盘中，加入上述炼蜜(70℃)混匀，混合揉搓制成均匀滋润的丸块。

（4）在搓条板上制条，再置于搓丸板的沟槽底板上(需预先涂少量润滑剂)，至丸条被切断，且搓圆成丸，每丸重 9 g。

3. 操作注意

（1）炼蜜时应不断搅拌，以免溢锅，根据需要炼制适当程度。如果炼蜜过嫩，含水量高，使药粉黏合不好，成丸易霉坏；过老则丸块发硬，难以搓丸，成丸后不易崩解。

（2）合药时药粉与炼蜜应混合均匀，制成软硬适度、可塑性佳的丸块，以保证搓丸条、制丸顺利完成。

（3）为了便于制丸，避免丸块、丸条与工具黏附，操作前可在搓条和搓丸工具上涂少许润滑剂。润滑剂可由 1 000 g 麻油加蜂蜡 200～300 g 熔融而成。

［附注］本品为棕红色或褐色的大蜜丸，味酸、甜。用于治疗食积内停所致的食欲不振、消化不良、脘腹胀闷。口服一次 1～2 丸，一日 1～3 次，小儿酌减。

（三）中药丸剂的质量检查

《中国药典》(2020 年版)规定丸剂应进行水分、溶散时限、重量差异、装量差异、装量等检查。

1. 水分　取供试品依照水分测定法测定。除另有规定外，蜜丸和浓缩蜜丸中所含水分不得过 15.0％；水蜜丸和浓缩水蜜丸不得过 12.0％；水丸、糊丸和浓缩水丸不得超过 9.0％；蜡丸不检查水分。

2. 溶散时限　使用的检查仪器和方法与检查片剂崩解时限相同，所不同的是判断标准。所谓"溶散"，是指丸剂在试验（水）中溶化、崩散，碎粒全部通过吊篮筛网，或有细小颗粒状物虽未通过筛网但已软化且无硬"芯"者可作合格论。

取供试品 6 丸，选择适当孔径筛网的吊篮(丸剂直径在 2.5 mm 以下的用孔径约 0.42 mm 的筛网；在 2.5～3.5 mm 之间的用孔径约 1.0 mm 的筛网；在 3.5 mm 以上的用孔径约 2.0 mm 的筛网），将丸剂分别置于吊篮的玻璃管中，每管各加一丸，加挡板，吊篮浸入温度为(37±1)℃水的 1 000 mL 烧杯中，启动崩解仪进行检查。除另有规定外，小蜜丸、水蜜丸和水丸应在 1 h 内全部溶散；浓缩丸和糊丸应在 2 h 内溶散；蜡丸照崩解时限检查法片剂项下的肠溶衣片检查法检查，应符合规定。大蜜丸不做溶散时限检查。操作过程中如供试品黏附挡板妨碍检查，应另取供试品 6 丸，以不加挡板进行检查。

3. **重量差异**　除另有规定外，丸剂(除糖丸外)照下述方法检查重量差异，应符合规定。以 10 丸为 1 份(丸重 1.5 g 及 1.5 g 以上的以 1 丸为 1 份)，取供试品 10 份，分别称定重量，再与每份标示重量(每丸标示量×称取丸数)相比较(无标示重量的丸剂与平均重量比较)，按下表规定，超出重量差异限度的不得多于 2 份，并不得有 1 份超出限度 1 倍。

表 11－3　丸剂的重量差异限度

标示丸重或平均丸重	重量差异限度
0.05 g 及 0.05 g 以下	±12%
0.05 g 以上至 0.1 g	±11%
0.1 g 以上至 0.3 g	±10%
0.3 g 以上至 1.5 g	±9%
1.5 g 以上至 3.0 g	±8%
3.0 g 以上至 6.0 g	±7%
6.0 g 以上至 9.0 g	±6%
9.0 g 以上	±5%

凡进行装量差异检查的单剂量包装丸剂，以及进行含量均匀度检查的丸剂，一般不再进行重量差异检查。

4. **装量差异**　除糖丸外，单剂量包装的丸剂，照下述方法检查应符合规定。

取供试品 10 袋(瓶)，分别称定每袋(瓶)内容物的重量，每袋(瓶)装量与标示装量相比较，按下表规定，超出装量差异限度的不得多于 2 袋(瓶)，并不得有 1 袋(瓶)超出限度 1 倍。

表 11-4 丸剂的装量差异限度

标示装量	装量差异限度
0.5g 及 0.5g 以下	± 12%
0.5g 以上至 1.0g	± 11%
1.0g 以上至 2.0g	± 10%
2.0g 以上至 3.0g	±8%
3.0g 以上至 6.0g	±6%
6.0g 以上至 9.0g	±5%
9.0g 以上	±4%

5. 装量 装量以重量标示的多剂量包装丸剂,照最低装量检查法检查,应符合规定;以丸数标示的多剂量包装丸剂,不检查装量。

四、结果与讨论

将检查结果记录于表 11-5～11-8 中。

表 11-5 丸剂水分测定结果

样品名称		批 号		样品编号	
规 格		数 量		检验日期	
温 度		相对湿度		报告日期	
检验依据	□《中国药典》(2020 年版)_____ □其他_____				
□烘干法	仪器型号		仪器编号		
	天平型号		仪器编号		
	干燥条件	温度: ℃	干燥时间	□ 小时	□至恒重
	测定编号	称量瓶恒重 W_0(g)	样品称重 W_1(g)	干燥后恒重或称重 W_2(g)	水分/%
	计算公式	水分(%)=($W_0+W_1-W_2$)/W_1×100%			

续　表

□快速水分测定法	仪器型号		仪器编号		
	干燥条件	温度：　℃	干燥时间	□15 分钟	□30 分钟
	水分/%				
标准规定					
结　　论	□(均)符合规定　□(均)不符合规定				

表 11－6　丸剂重量差异测定结果

样品名称		批　　号		样品编号	
规　格		数　量		检验日期	
温　度		相对湿度		报告日期	
检验依据	□《中国药典》(2020 年版)＿＿＿＿＿＿＿＿＿＿ □其他＿＿＿＿＿＿＿＿				

	天平型号		仪器编号			
重量差异	检验项目		□重量差异			
	标 示 量					
	差异限度	±　　%	g～　g	±　　%	g～　g	
	实测结果					
	平均重量					
标准规定	超出重量差异限度的不得多于 2 份,并不得有 1 份超出限度 1 倍					
结　　论	□(均)符合规定　□(均)不符合规定					

表 11－7　丸剂溶散时限测定结果

样品名称		批　　号		样品编号	
规　格		数　量		检验日期	
温　度		相对湿度		报告日期	
检验依据	□《中国药典》(2020 年版)＿＿＿＿＿＿＿＿＿＿ □其他＿＿＿＿＿＿＿＿				

续　表

检验项目		□溶散时限		
溶散时限	仪器型号		仪器编号	
	筛网直径	□0.42 mm　□1.0 mm　□2.0 mm　□其他		
	介　　质	□水　□0.1mol/L 盐酸　□人工胃液　□其他		
	挡　　板	□加　□不加	水浴温度	℃
	实测结果	□在_____分钟内均溶散完全 □其他		
标准规定		□在_____分钟内均溶散完全		
结　　论		□(均)符合规定　□(均)不符合规定		

表 11 - 8　丸剂质量检查结果

丸剂名称	水分	重量差异	溶散时限	合格率/%
二妙丸				
大山楂丸				

五、思考题

（1）What is the preparation process of Water Pills?

（2）在泛制法制备水丸的过程中,有时会出现丸粒不易长大,且丸粒数目越来越多或越来越少的现象,是何原因? 制备方法应该怎么调节?

实验十二 | 软膏剂的制备与软膏释放度的测定

一、预习要点

软膏剂(ointment)指原料药物与油脂性或水溶性基质混合制成的均匀半固体外用制剂;乳膏剂(cream)指原料药物溶解或分散于乳剂型基质中形成的均匀半固体制剂。广义的软膏剂包括上述软膏剂和乳膏剂。软膏剂主要起局部治疗作用或皮肤润滑、保湿及防护等作用。基质作为软膏剂的赋形剂和药物载体,对软膏剂的质量及药物释放、吸收有重要影响。软膏基质根据其组成可分为 3 类:油脂性、水溶性和乳剂型基质。其中乳剂型基质又分为 O/W 型基质和 W/O 型基质。软膏剂根据需要还可添加保湿剂、抑菌剂、抗氧剂及透皮促进剂等成分。软膏剂的制备方法有研和法、熔合法和乳化法。固体药物可用基质中的适当组分溶解,或先粉碎成细粉再与少量基质或液体组分研成糊状,再与其他基质研匀。制得的软膏剂应均匀、细腻,具有适当黏稠性,易涂于皮肤或黏膜上且无刺激性。软膏剂在存放过程中应无酸败、异臭、变色、变硬及油水分离等变质现象。

软膏剂的质量评价有性状、pH 值、含量、粒度、刺激性、稳定性、黏稠度、释放度检查及离体皮肤扩散测定等。就治疗而言,首要条件是混合在软膏基质中的药物须以适当速度和程度释放到皮肤表面,再进一步扩散至皮肤不同层面发挥疗效。因此,药物自软膏基质中释放是影响软膏剂作用的重要因素,可用于评价软膏基质的优劣。

软膏剂释放度检查有多种方法,本实验利用主药水杨酸与指示剂 Fe^{3+} 显色的特性,采用琼脂扩散法来测定水杨酸自不同基质软膏中的释放。此法简单易行,即以琼脂凝胶(或明胶)为扩散介质,将软膏剂涂在含有指示剂 Fe^{3+} 的琼脂表面,放置一定时间后,测定水杨酸与指示剂产生的色层高度来比较水杨酸自基质中释放的速度。扩散距离与时间的关系可用 Lockie 等的经验式表示:

$$y^2 = KX \qquad (12-1)$$

式中,y 为扩散距离(mm),X 为扩散时间(h),K 为扩散系数(mm^2/h)。

以不同时间呈色区的高度的平方 y^2 对扩散时间 X 作图,应得一条直线,此直线的斜率即为 K,K 值反映了软膏剂释药能力的大小。

二、实验目的

(1) 掌握不同类型软膏剂的制备方法。

(2) 熟悉软膏中药物释放的评价方法,比较不同基质对药物释放的影响。

三、实验内容

(一) 油脂性基质的水杨酸软膏制备

1. 处方　如表 12 - 1 所示。

表 12 - 1　油脂性基质的水杨酸软膏处方

成分	用量
水杨酸	1 g
液状石蜡	适量
凡士林	加至 20 g

2. 制备　取研细的水杨酸置于干燥研钵中,加入适量液状石蜡研成糊状,再等量递加凡士林研匀,制得水杨酸软膏 20 g。

3. 操作注意

(1) 处方中的凡士林基质可根据气温以液状石蜡调节稠度。

(2) 水杨酸需先粉碎成细粉。

(二) O/W 乳剂型基质的水杨酸软膏制备

1. 处方　如表 12 - 2 所示。

表 12 - 2　O/W 乳剂型基质的水杨酸软膏处方

成分	用量	成分	用量
水杨酸	1.0 g	十二烷基硫酸钠	0.2 g
白凡士林	2.4 g	甘油	1.4 g
十八醇	1.6 g	羟苯乙酯	0.04 g
单硬脂酸甘油酯	0.4 g	纯化水	加至 20 g

2. 制备

(1) 称量白凡士林、十八醇和单硬脂酸甘油酯,置于烧杯中,水浴加热至

70～80℃使其熔化,搅拌均匀即得油相。

(2) 称量十二烷基硫酸钠、甘油、羟苯乙酯和计算量的纯化水,置另一烧杯中,水浴加热至70～80℃,搅拌溶解即得水相。

(3) 在同温下将水相以细流加到油相中,边加边搅拌混匀,然后继续搅拌至冷凝,即得 O/W 乳剂型基质。

(4) 取研细的水杨酸于研钵中,分次加入制得的 O/W 乳剂型基质,研匀,制得水杨酸软膏20 g。

(三) W/O 乳剂型基质的水杨酸软膏制备

1. 处方　如表12-3所示。

表 12-3　W/O 乳剂型基质的水杨酸软膏处方

成分	用量	成分	用量
水杨酸	1.0 g	司盘 40	0.1 g
单硬脂酸甘油酯	2.0 g	乳化剂 OP	0.1 g
石蜡	2.0 g	羟苯乙酯	0.02 g
白凡士林	1.0 g	纯化水	加至 20 g
液状石蜡	10.0 g		

2. 制备　称量石蜡、单硬脂酸甘油酯、白凡士林、液状石蜡和司盘 40,置于烧杯中,水浴加热至 80℃使其熔化,搅拌均匀即得油相;称量乳化剂 OP、羟苯乙酯和纯化水,置于另一烧杯中,80℃水浴加热,搅拌溶解即得水相。在同温下将水相以细流加到油相中,边加边搅拌混匀,然后继续搅拌冷却,直至形成稠厚膏体,即得 W/O 乳剂型基质。按前述方法将研细的水杨酸与此基质混匀,制得水杨酸软膏 20 g。

3. 操作注意

(1) 石蜡、单硬脂酸甘油酯若为块状,可先挫成细末状,以利于称量和加热熔化。

(2) 水相和油相混合后,可快速转移至研钵中研磨,亦可形成稠厚膏体。

(四) 水溶性基质的水杨酸软膏制备

1. 处方 如表 12-4 所示。

表 12-4 水溶性基质的水杨酸软膏处方

成分	用量	成分	用量
水杨酸	1 g	PEG 400	12 g
甘油	2 g	PEG 4000	5 g

2. 制备 称取处方量的 PEG 400 和 PEG 4000 置于烧杯中,水浴加热至 80℃使其熔融,再加入甘油,研匀至冷却,即得水溶性基质。按前述方法将研细的水杨酸与此基质混匀,制得水杨酸软膏 20 g。

(五) 水杨酸软膏剂的体外释药试验

1. 林格氏液的配制 处方如表 12-5 所示。

表 12-5 林格氏液处方

成分	用量	成分	用量
氯化钾	1.7 g	氯化钙	0.096 g
氯化钠	0.06 g	纯化水	加至 200 mL

2. 含指示剂的琼脂凝胶的制备 取上述 200 mL 林格氏液,加入 4 g 琼脂,100℃水浴加热溶解,趁热用纱布过滤除去悬浮杂质,冷却至约 60℃,再加入三氯化铁溶液(取三氯化铁 9 g,加水使溶解成 100 mL,即得)6 mL,混匀,立即沿壁倒入内径相同的 8 支试管中(试管长度约 10 cm),不得产生气泡,每管上端留约 8 mm 空隙供填装软膏,直立静置,室温冷却形成凝胶。

3. 软膏释药试验 将水杨酸软膏转移至不含针头的 5 mL 注射器中,紧贴上述琼脂凝胶表面注射填装软膏,直至与试管口齐平。填装完毕后应直立试管,用封口膜封口,分别于 1、3、6、9 和 24 h 观察和测定呈色区的高度。每种软膏应作平行复管试验。

四、实验结果

(1) 记录水杨酸软膏释放试验中不同时间测定的呈色区高度,填于表 12-6 中。以呈色区高度(即扩散距离 y)的平方为纵坐标,时间为横坐标,采用 Excel 进行线性回归拟合,该直线的斜率即为扩散系数 K。K 值表征软膏基质的释药速率,K 值越大,释药越快。

表 12-6　水杨酸软膏释放试验中不同时间测定的呈色区高度

扩散时间 /h	油脂性软膏		O/W 型软膏		W/O 型软膏		水溶性软膏	
	管 1	管 2	管 1	管 2	管 1	管 2	管 1	管 2
1								
3								
6								
9								
24								
扩散系数 K								

(2) 将所制备的 4 种水杨酸软膏涂抹在皮肤上,观察产品是否均匀细腻,比较 4 种软膏的黏稠性与涂展性。

五、思考题

(1) 分析 4 种水杨酸软膏中各成分的作用。

(2) 软膏剂制备过程中药物的加入方法有哪些? 本品软膏中水杨酸加入时应注意什么?

(3) 软膏剂释放度的评价还有哪些方法? 试分析影响药物从软膏基质中释放的因素。

(4) What are the indicators for evaluating the stability of ointment?

实验十三 | 凝胶剂的制备

一、预习要点

凝胶剂(gel)指原料药物与能形成凝胶的辅料制成的具有凝胶特性的稠厚液体或半固体制剂。其中乳状液型凝胶剂又称为乳胶剂(emulgel)。通常凝胶剂限局部用于皮肤及腔道,如鼻腔、阴道和直肠等。凝胶剂按分散系统可分为单相凝胶和双相凝胶,其中单相凝胶又分为水性凝胶和油性凝胶。局部用凝胶通常属于单相凝胶中的水性凝胶。该类凝胶易于涂展和洗除,无油腻感,能吸收组织渗出液,不妨碍皮肤正常功能。缺点是润滑作用较差,易霉变和失水,常需添加较大量的保湿剂和防腐剂。

常用的水性凝胶基质如下。①卡波姆(Carbomer):本品系丙烯酸键合烯丙基蔗糖或季戊四醇烯丙醚的高分子聚合物。外观为白色疏松粉末,引湿性很强,在水中迅速溶胀,但不溶解。1%水溶液 pH 值应为 2.5～3.5,加碱中和后形成半透明凝胶,在 pH 6～11 有最大黏度和稠度(图 13-1)。该类基质释药快,涂用舒适,无油腻感,特别适于脂溢性皮肤病的治疗。②纤维素衍生物:常用品种有甲基纤维素(MC)、羧甲纤维素钠(CMC-Na)和羟丙甲纤维素(HPMC),常用浓度为 2%～6%。该类基质涂布于皮肤时有较强的黏附性,较易失水干燥而有不适感,宜加入 10%～15%的甘油作保湿剂。

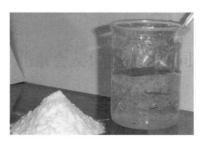

图 13-1 卡波姆凝胶基质

凝胶剂应均匀、细腻,在常温时保持胶状,不干涸或液化。凝胶剂一般应作 pH 值、装量和微生物限度检查。凝胶剂应避光、密闭储存,并应防冻。

二、实验目的

(1) 掌握凝胶剂的常用基质。
(2) 掌握凝胶剂制备的一般工艺过程。

三、实验内容

(一) 奥硝唑凝胶剂的制备

1. 处方　如表 13 - 1 所示。

表 13 - 1　奥硝唑凝胶剂的处方

成分	用量	成分	用量
奥硝唑	0.2 g	卡波姆 940	0.2 g
95%乙醇	4.8 g	三乙醇胺	0.36 g
丙二醇	2 g	纯化水	加至 20 g

2. 制备

(1) 取 10 mL 纯化水,水浴加热至 60℃,称取卡波姆 940 撒于水面上,搅拌使之充分溶胀。加入丙二醇混合均匀,然后边搅拌边加入三乙醇胺(可预先溶解于 2 mL 纯化水中),使成凝胶基质。

(2) 另将奥硝唑溶于 95%乙醇中,在不断搅拌下将其加至凝胶基质中,再加入剩余纯化水,制得 20 g 奥硝唑凝胶。

[附注]奥硝唑是继甲硝唑、替硝唑之后第三代新型硝基咪唑类衍生物,具有很强的抗毛囊虫的作用。本品用于痤疮治疗。

(二) 盐酸利多卡因鼻用凝胶剂的制备

1. 处方　如表 13 - 2 所示。

表 13-2 盐酸利多卡因鼻用凝胶剂的处方

成分	用量	成分	用量
利多卡因	0.2 g	HPMC K4M	1.0 g
甘油	0.8 g	羟苯乙酯	0.02 g
磷酸二氢钠	0.24 g	磷酸(10%)	适量
纯化水	加至 20 g		

2. 制备 称取 HPMC K4M 置于研钵中,加入处方量的纯化水,迅速研磨直至充分溶胀。另称取利多卡因,加入甘油和羟苯乙酯,研匀后加入上述 HPMC 基质中。最后加入磷酸二氢钠,搅拌均匀,测定 pH 值约为 6,若呈弱碱性则滴加少量磷酸调节 pH 值至约 6,即得盐酸利多卡因鼻用凝胶。

[附注]盐酸利多卡因属酰胺类局麻药,在治疗偏头痛方面疗效显著,将其制成凝胶剂经鼻腔给药,可达到迅速止痛的目的。

(三) 水杨酸凝胶剂的制备

1. 处方 如表 13-3 所示。

表 13-3 水杨酸凝胶剂的处方

成分	用量	成分	用量
水杨酸	2.0 g	甘油	4 g
羧甲纤维素钠(CMC-Na)	2.4 g	苯甲酸钠	0.2 g
纯化水	加至 40 g	EDTA·2Na	适量

2. 制备 称取 CMC-Na 置于研钵中,加入处方量的纯化水,迅速研磨至充分溶胀,再加入甘油和苯甲酸钠研匀,得 CMC-Na 基质;取研细的水杨酸置于研钵中,分次加入上述 CMC-Na 基质中,研匀。观察膏体若呈淡红色,则滴加少许 0.1% EDTA·2Na 使呈白色,制得水杨酸凝胶 40 g。

3. 操作注意

(1) CMC-Na 在水中自然溶胀需时较长,若一次性加入足量水,辅以快速研磨,则可大大缩短溶胀时间。

(2) 水杨酸在金属离子作用下会变色,CMC‐Na 辅料中含有微量 Fe^{3+},若制得的凝胶呈明显的淡红色,需加入少量 EDTA 螯合 Fe^{3+},使产品呈白色。

(3) 本品应在阴凉处避光、密闭保存。

四、实验结果与讨论

(1) 将制备得到的 3 种凝胶剂涂布在皮肤上,感受黏稠度和细腻程度,以及是否存在皮肤刺激性。比较 3 种凝胶基质的黏稠性与涂展性。

(2) 比较水杨酸凝胶剂和以水溶性基质制备的水杨酸软膏剂(见实验十二)的区别。

(3) 分析奥硝唑凝胶剂、盐酸利多卡因凝胶剂和水杨酸凝胶剂中各成分的作用。

五、思考题

(1) 卡波姆形成凝胶的原理是什么?

(2) What are the quality requirements for gels?

实验十四 栓剂的制备

一、预习要点

栓剂(suppository)指原料药物与适宜基质等制成供腔道给药的固体制剂。它能发挥局部作用或全身作用。目前常用的是直肠栓和阴道栓。

栓剂基质可分为油脂性基质和水溶性基质两大类。油脂性基质如可可豆脂、半合成脂肪酸甘油酯、硬脂酸丙二醇酯等;水溶性基质如甘油明胶、硬脂酸聚烃氧(40)酯和聚乙二醇类等。根据需要在栓剂中还可加入表面活性剂使药物易于释放,并可促使药物透过生物膜被机体吸收。

栓剂的制备方法有热熔法和冷压法,其中以热熔法应用最多。用热熔法制备栓剂时,为使栓剂冷却后易从模具中推出,模具应预先涂润滑剂。使用水溶性基质应涂油性润滑剂,如液状石蜡;使用油脂性基质应涂水性润滑剂,如软皂、甘油及90%乙醇(1∶1∶5)的混合液。

制备栓剂时需要确定基质的用量,常采用置换价进行计算。置换价(f)定义为主药的重量与同体积基质重量的比值。通过制备纯基质栓和含药栓所得重量,应用下式计算 f 值。

$$f = \frac{W}{G-(M-W)} \qquad (14-1)$$

式中,G 为每粒纯基质栓剂的重量;M 为每粒含药栓剂的重量;W 为每粒栓剂的含药量。

根据求得的置换价,计算出每粒栓剂中应添加的基质量(E)为:

$$E = G - \frac{W}{f} \qquad (14-2)$$

二、实验目的

(1) 掌握热熔法制备栓剂的工艺。
(2) 熟悉两种类型的栓剂基质在制备工艺上的特点。
(3) 掌握置换价的测定方法和应用。

三、实验内容

(一) 置换价的测定

以吲哚美辛为模型药物,可可豆脂为基质,进行置换价测定。

1. 纯基质栓的制备 称取可可豆脂10 g置蒸发皿中,水浴加热,待2/3

基质熔化时停止加热,搅拌使熔化完全,倾入预先涂有润滑剂的栓剂模具中,冷却凝固后削去溢出部分,脱模,得到完整的纯基质栓数粒,称重,每粒栓剂的平均重量为 G。

2. 含药栓的制备　称取研细的吲哚美辛粉末(100 目)3 g 置小研钵中;另称取可可豆脂 7 g 置蒸发皿中,于 40℃水浴上加热,待 2/3 基质熔化时停止加热,搅拌使熔化完全,分次加至研钵中与吲哚美辛粉末研匀,倾入预先涂有润滑剂的栓模中,迅速冷却固化,削去溢出部分,脱模,得完整的含药栓数粒,称重,每粒平均重量为 M,含药量 $W = M × X\%$,其中 $X\%$ 为含药百分量。

3. 置换价的计算　将上述得到的 G、M 和 W 代入式 14 - 1,求算吲哚美辛的可可豆脂置换价。

(二) 吲哚美辛栓剂(油脂性基质)

1. 处方　如表 14 - 1 所示。

表 14 - 1　吲哚美辛栓剂(油脂性基质)的处方

成分	用量
吲哚美辛(100 目)	1 g
可可豆脂	适量
共制成肛门栓	10 枚

2. 制备　根据测得的吲哚美辛的可可豆脂置换价,计算制备 10 枚吲哚美辛栓剂需要的可可豆脂重量。称取计算量的可可豆脂,置于蒸发皿内,于 40℃水浴上加热,待 2/3 基质熔化时停止加热,搅拌使全熔,加入吲哚美辛粉末,搅拌均匀,待稠度较大时倾入预先用润滑剂处理的栓模中,冷却至完全固化,削去溢出部分,脱模即得。

(三) 吲哚美辛栓剂(水溶性基质)

1. 处方　如表 14 - 2 所示。

表 14-2 吲哚美辛栓剂(水溶性基质)的处方

成分	用量
吲哚美辛(100 目)	1 g
硬脂酸聚烃氧(40)酯(s-40)	16 g
共制成肛门栓	10 枚

2. 制备 称取处方量的 s-40 置蒸发皿内,于 60℃水浴上加热熔化,加入吲哚美辛粉末,搅拌均匀,待稠度较大时倾入预先涂有润滑剂的栓模中,冷却至完全固化,削去溢出部分,脱模即得。

(四) 氯己定(洗必泰)栓剂

1. 处方 如表 14-3 所示。

表 14-3 氯己定栓剂的处方

成分	用量	成分	用量
醋酸氯己定(100 目)	0.25 g	甘油	32 g
聚山梨酯 80	1.0 g	明胶	9 g
冰片	0.05 g	纯化水	加至 60 g
乙醇	2.5 g	制成阴道栓	10 枚

2. 制备

(1) 甘油明胶溶液的制备:称取处方量的明胶,置已称重的蒸发皿中(连同使用的玻棒一起称重),加入相当于明胶量 1.5 倍的纯化水浸泡 0.5~1 h,使其溶胀变软,再加入处方量甘油后置水浴上加热,继续搅拌至明胶完全溶解,最后添加水至足量。

(2) 含药栓剂的制备:首先将醋酸氯己定与聚山梨酯 80 混匀得混合物;将冰片溶于乙醇,搅拌下将冰片乙醇溶液加至上述混合物中,搅拌均匀,然后在搅拌下加至上述甘油明胶溶液中,搅拌,趁热灌入预先涂有润滑剂的栓模内,冷却,削去模口上的溢出部分,脱模即得。

四、实验结果

（1）观察制得的 3 种栓剂的外观，并称重，将实验结果填入表 14-4 中，初步评价产品的质量。

表 14-4 栓剂制备的实验结果

栓剂品种	外观完整性	内部均匀性	重量差异

（2）比较 3 种栓剂中所采用的基质类型，讨论选择栓剂基质时应考虑哪些因素。

五、思考题

（1）What should be paid attention to when preparing indomethacin suppository by hot melt method?

（2）为什么采用可可豆脂为基质时，应在 40℃ 水浴上加热，并且当 2/3 基质熔化时应停止加热，让余热使其全部熔化？

（3）请分析氯己定栓剂处方中各成分的作用。氯己定栓剂为何选用甘油明胶作基质？制备此栓剂时应注意什么问题？

实验十五 | 膜剂的制备

一、预习要点

膜剂（film）系将原料药物与适宜的成膜材料经加工制成的膜状制剂。

膜剂可供口服、口含、舌下给药,亦可用于皮肤,或眼结膜囊、阴道等腔道内用。厚度一般为 $0.1\sim0.2\,\mu m$,面积为 $1\,cm^2$ 的可供口服,$0.5\,cm^2$ 的供眼用。

膜剂成型主要取决于成膜材料。常用的成膜材料有天然高分子化合物和合成高分子化合物。前者如纤维素类衍生物、海藻酸钠及黄原胶等;后者有聚乙烯醇(PVA)、乙烯-醋酸乙烯酯共聚物(EVA)、丙烯酸树脂类等。其中 PVA 国内常应用型号为 PVA 05 - 88 和 17 - 88 两种,两者醇解度均为 88%,平均聚合度分别为 500 和 1 700,前者水溶解度大、柔韧性差,而后者水溶解度小、柔韧性好。故通常将两者混合使用(如 1∶3)以兼顾膜剂的水溶性和柔韧性。

膜剂工业化大生产使用涂膜机以匀浆制膜法(流延法)制备。实验室小量制备膜剂可采用刮板法,即选用大小适宜、表面平整的玻璃板,洗净,擦干,撒上少许滑石粉(或涂上少许液状石蜡等其他脱膜剂),用清洁纱布擦拭。然后倒上胶浆,用有一定间距的刮刀(或玻璃棒)将其刮平以控制膜剂的厚度和平整性,最后置于烘箱中干燥即可。除用脱膜剂外,尚可用聚乙烯薄膜为"垫材",其脱膜效果更佳。具体操作方法:玻璃板以 75%乙醇涂擦一遍,趁湿铺上一张两边宽于玻璃板的聚乙烯薄膜(即一般食品袋之薄膜),并驱赶残留气泡,使薄膜紧密平整地贴于玻璃板上,再把两边宽出部分贴在玻璃板反面,使薄膜固定即可用于制备药膜。此法不但易揭膜,且可把此聚乙烯薄膜作为药膜的背衬一起剪裁,于临用时揭膜。

二、实验目的

(1)掌握实验室制备膜剂的方法和操作注意事项。

(2)熟悉常用成膜材料的性质特点。

三、实验内容

(一) 甲硝唑膜剂

1. 处方 如表 15 - 1 所示。

表 15 - 1　甲硝唑膜剂的处方

成分	用量	成分	用量
甲硝唑	0.3 g	甘油	0.3 g
PVA(17 - 88)	5 g	纯化水	50 mL

2. 制备

(1) 取 PVA 17 - 88 置于 50 mL 纯化水中过夜溶胀,加入甘油、甲硝唑,置于 60℃ 水浴中搅拌溶解,静置一定时间除气泡(亦可采用超声除气泡),然后冷却至室温,备用。

(2) 预先备好一块玻璃板,洗净、擦干,取少量滑石粉撒于玻璃板上,用纱布均匀擦拭每处,多余的滑石粉弃去。

(3) 将制备好的胶浆液倒在玻璃板上,用刮板法制膜,厚度约 0.3 mm,于 80℃ 干燥 20～30 min,取出冷却至室温。

(4) 小心从玻璃板边缘处揭开膜剂,直至完全剥离,观察整张膜剂的完整度和气泡情况。

[附注]临床上常用甲硝唑溶液擦拭口腔溃疡处,使用不方便,且甲硝唑苦味易引起患者不适。制备甲硝唑膜剂有利于提高患者用药顺应性,增加药物局部滞留时间,提高疗效。

(二) 硝酸钾牙用膜剂

1. 处方　如表 15 - 2 所示。

表 15 - 2　硝酸钾牙用膜剂的处方

成分	用量	成分	用量
硝酸钾	1.5 g	甘油	0.3 g
聚山梨酯- 80	0.2 g	糖精钠	0.1 g
CMC - Na	3 g	纯化水	适量

2. 制备

（1）取CMC-Na加纯化水60 mL溶胀过夜，次日于水浴80℃加热使溶胀完全，制得胶浆备用。

（2）另取甘油、聚山梨酯-80混匀，加入糖精钠、硝酸钾、纯化水5 mL，搅拌溶解得药物溶液。

（3）将该药物溶液倒入胶浆内，搅拌均匀，于80℃保温除气泡，再用刮板法制膜，最后于80℃干燥15 min，即得。

［附注］本品为廉价脱敏剂，效果好，不刺激牙龈，也不使牙变黄，偶尔咽下也无毒性。其脱敏机制是硝酸钾的氧化作用，也可能是结晶过程堵塞牙本质小管，保护了牙髓。

3. 操作注意

（1）涂膜时不宜太厚或太薄，太厚不易干燥，而太薄在揭膜时易发生断裂。

（2）涂膜要反复涂布，尽量均匀。

（3）制备硝酸钾膜剂时，一定要在硝酸钾完全溶解后再倒入胶浆中。

（4）硝酸钾浓度为30%，过高易析出结晶。制膜后应立即烘干，若自然干燥易析出结晶。

四、实验结果与讨论

（1）观察制得的2种膜剂的外观，并将实验结果记录在表15-3中，初步评价产品的质量。

表15-3 膜剂的实验结果

膜剂品种	外观完整性	厚度是否一致	是否有气泡

（2）分析2种膜剂中所用成膜材料的成膜性质有何不同。

五、思考题

（1）实验室制备膜剂的操作要点及注意事项如何？

（2）处方中甘油起什么作用？膜剂中还可以添加哪些辅料？

（3）What quality inspections should be carried out for the films?

实验十六 粉末流动性的测定

一、预习要点

流动性是粉末的重要特性之一,对药物制剂的制备具有重要意义。散剂分包、片剂分剂量、胶囊剂装填都要求原料(粉末或颗粒)有良好的流动性以保证分剂量准确。表征流动性的参数常用的有休止角、流出速度和压缩度,其中休止角最为常用,其大小可以间接反映粉末或颗粒流动性的好坏。休止角是指粉末或颗粒堆放成最陡堆的斜边与水平面的夹角,用 θ 表示。$\theta < 30°$,说明流动性良好;$\theta > 40°$,流动性差。

休止角的测定方法有多种,如固定圆锥底法、倾斜箱法及转动圆柱体法等。本实验采用固定圆锥底法。具体测定法(图 16-1):用铁架台将漏斗固定于一定高度,下口与下面培养皿(半径为 r)的中心点对齐,将粉末置于漏斗中,使其以细流流下,至粉末堆积从培养皿上缘溢出为止,测定圆锥体的高度 h,休止角计算公式为:

$$\theta = \arctan h/r \qquad (16-1)$$

压缩度是将一定量的粉体轻轻装入量筒中测量最初松体积;采用轻敲法使粉体处于最紧状态,测量最终体积;计算松装密度 ρ_{bulk} 与振实密度

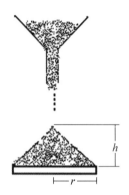

图 16-1　固定圆锥底法测定休止角示意图

ρ_{tapped}；根据下述公式计算压缩度 C：

$$C = (\rho_{\text{tapped}} - \rho_{\text{bulk}}) / \rho_{\text{tapped}} \times 100\% \tag{16-2}$$

压缩度是衡量粉体流动性的重要指标，反映粉体的团聚性、松软状态。压缩度越大，粉体的流动性就越差。在实际应用中，压缩度在 20% 以下时，粉体流动性好；压缩度增大时，粉体流动性下降，当 C 值达到 38% 以上时，粉体很难从容器中自动流出。

二、实验目的

（1）掌握测定休止角的方法以评价粉末流动性。

（2）熟悉润滑剂或助流剂种类及其用量对粉末流动性的影响。

（3）熟悉智能粉体特性测定仪的使用。

三、实验内容

(一) 原料(空白粉末)的制备

1. 处方　如表 16-1 所示。

表 16 - 1　空白粉末的处方

成分	用量
淀粉	25.0 g
糊精	25.0 g

2. 制备　取淀粉、糊精混合均匀,过 80 目筛,置 60℃恒温干燥箱内干燥 2 h,备用。

(二) 固定圆锥底法测定休止角

(1) 将空白粉末置于漏斗中,使之以细流流下,至圆锥体高度不再增加为止,测出圆锥体高度 h,重复 3 次。

(2) 称取一定量的润滑剂(用量见表 16 - 2),与上述粉末等量递加混合,过筛混匀,重复操作(1)。

(3) 依次增加润滑剂用量,重复操作(2)。

操作注意:

(1) 每次操作时溢出的粉末在下次加润滑剂前加回主体,减少误差。

(2) 根据粉末的实际流动性,调节润滑剂的用量,使图形呈正态分布,便于找出润滑剂的最佳用量(峰值),即临界用量。

(三) 智能粉体特性测定仪测定粉体特性

1. 休止角的测定

(1) 放置休止角组件:将减震器放于仪器中央的定位孔中,上面放上接料盘和休止角样品台,确保三者的红色标记点在一条直线上且朝正前方。将水平仪放在休止角平台上,测试休止角平台的水平度,如不水平,调整仪器底角螺丝,使休止角样品台的上平面基本处于水平状态。如图 16 - 2(A) 所示。

(2) 加料:将仪器前门关上,准备好样品,定时器调到 3 min 左右。打开振动筛盖,打开仪器的电源开关和振动筛开关,用小勺将样品加到筛上,样品通过筛网,经出料口洒落到样品台上,形成锥体。

(3) 当样品落满样品台且呈对称的圆锥体并在平台圆周都有粉体落下

时,停止加料,关闭振动筛电源。调整量角器的高度和长度并靠近料堆,与圆锥形料堆的斜面重合,量出并记录休止角。然后轻轻转动接料盘至 120°和 240°位置并测量角度。将上述 3 个角度取平均值,该平均值就是样品的休止角。

2. 压缩度的测定

(1) 松装密度 ρ_{bulk} 的测定:将减震器、接料盘、通用松装密度垫环、100 mL 密度容器安装好,如图 16 - 2(B)所示。关闭仪器前门,定时器调到3 min 左右,打开仪器电源开关和振动筛开关,用小勺将样品加到振动筛上,样品通过筛网,经出料口落入密度容器中。当样品充满密度容器并溢出后停止加料,关闭振动筛。取出密度容器,用刮板将多余的料刮出,并用毛刷将容器外的粉扫除干净,用天平称量容器与粉体的总重量。松装密度的计算方法:连续试验 3 次,得平均总重量。用平均总重量减去容器重量,再除以容器体积,即得松装密度 ρ_{bulk}。

(2) 振实密度 ρ_{tapped} 的测定(固定体积法):将透明套筒与 100 mL 密度容器连接好,将导柱放入振实密度底座中,如图 16 - 2(C)所示。将适量样品慢慢加到振实密度组件中,样品顶部至少应达到透明部分一半高度。盖上筒盖,防止样品振动时飞溅。将定时器调整到 8 min,打开振动电机开关,连续振动,待振动自动停止。振动过程中观察透明套筒中的粉体表面,如粉体表面还在下降,就继续振动,直至粉体表面不再下降时即停止振动。取出振实密度组件,将上下两部分分开,用刮板刮平 100 mL 容器口,并用毛刷轻轻扫

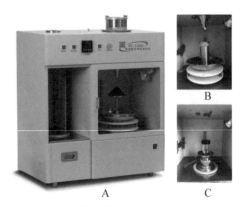

图 16 - 2　智能粉体特性测定仪组件示意图

除容器外的粉,天平称容器与粉体的总质量。对于需多次测试振实密度的样品,要记录下首次振动时间,以后测试时就可以直接设定相同的振动时间。振实密度的计算方法:连续测试 3 次,得平均总重量。用平均总重量减去密度容器重量,再除以容器体积,即得振实密度 ρ_{tapped}。

（3）压缩度的计算:根据公式 16 - 2 计算压缩度 C。

四、实验结果与讨论

（1）将测得的锥体高、底半径及计算得到的休止角填入表 16 - 2。

表 16 - 2　休止角测定结果（$n=3$）

润滑剂	W/g^*	r/cm	h/cm	$\tan\theta = h/r$	θ
硬脂酸镁	0.10				
	0.30				
	0.50				
	0.70				
	0.90				
滑石粉	1.00				
	2.00				
	3.00				
	4.00				
	5.00				
微粉硅胶	0.10				
	0.30				
	0.50				
	0.70				
	0.90				
空白粉末					

＊:每 50 g 粉末中加入的润滑剂或助流剂的用量。

（2）最佳用量的确定:以休止角为纵坐标、润滑剂用量为横坐标作图,找出润滑剂的最佳用量。

（3）讨论本实验粉末的流动性及加入润滑剂或助流剂后流动性改善

情况。

五、思考题

（1）颗粒或粉末流动性在制剂制备中有何意义？

（2）粉末粒度不同，对休止角和流动速度有何影响？

（3）Please describe the methods that can improve the flowability of powders.

实验十七 | 固体分散体的制备

一、预习要点

固体分散体（solid dispersion）指药物以分子、无定型及微晶等高度分散状态均匀分散在载体材料中形成的分散体系。固体分散体所用载体材料分为水溶性、难溶性和肠溶性三大类，使用时可根据制备目的选择单一载体或混合载体。若以增加难溶性药物的溶解度和溶出速率为目的，一般可选择水溶性载体材料，如聚乙二醇类（PEG）、聚乙烯吡咯烷酮类（PVP）及泊洛沙姆（poloxamer）等。固体分散体作为中间产物，可根据需要进一步制成胶囊剂、片剂、滴丸剂及颗粒剂等。

固体分散体的速释作用主要由药物的分散状态决定。此外，载体材料也起一定作用，如湿润、增溶、抑晶作用或对分散体系的稳定作用等。

制备固体分散体的方法主要有熔融法、溶剂法、溶剂-熔融法、溶剂喷雾干燥法和冷冻干燥法等，可根据药物性质和载体材料的特性，选择不同的制备方法。熔融法是将药物与载体混匀，加热至熔融，将熔融物在剧烈搅拌下迅速冷却成固体。溶剂法又称共沉淀法，将药物与载体共同溶解于有机溶剂中，蒸去溶剂后得到药物分散在载体中形成的共沉淀物。溶剂-熔融法是将药物用少量有机溶剂溶解后加入熔融的载体混合,搅拌均匀,冷却固化后得到固体分散体。

制备的固体分散体可采用溶出测定法、扫描电镜、热分析、X线衍射、红外光谱及磁共振谱等方法加以鉴别。

滴丸剂(guttate pill)指原料药物与适宜的基质加热熔融混匀,滴入不相混溶、互不作用的冷凝介质中制成的球形或类球形制剂。这种滴法制丸的过程,实际上是将固体分散体制成滴丸的形式。滴丸剂的制备需在滴丸机中进行,根据滴制方法可分为由上向下滴制和由下向上滴制两种。

基质是滴丸中除主药以外的赋形剂的统称,要求具有良好的化学惰性,对人体无害,熔点较低,在60～100℃条件下能熔化成液体,遇冷又能立即凝成固体(室温下仍保持固体状态)。能满足上述条件的固体分散体载体材料均可用作滴丸剂的基质。滴丸基质包括水溶性及非水溶性两大类,如聚乙二醇、硬脂酸聚烃氧(40)酯及泊洛沙姆等水溶性基质;硬脂酸、单硬脂酸甘油酯及氢化植物油等非水溶性基质。相应地,冷凝液也分两类:水性冷凝液,常用的有水或不同浓度乙醇;油性冷凝液,常用的有液状石蜡、二甲硅油、植物油及其混合物。应根据基质的性质选用。

二、实验目的

(1)掌握共沉淀法和溶剂-熔融法制备固体分散体的工艺。
(2)掌握滴丸剂的制备工艺。
(3)熟悉固体分散体提高溶出速度的原理和应用。
(4)了解固体分散体形成的验证方法。

三、实验内容

(一) 吲哚美辛(IDM)-PVP共沉淀物的制备

1. **处方** 如表17-1所示。

表 17 - 1　IDM - PVP 共沉淀物的处方

成分	用　　量	
	处方 1	处方 2
IDM	0.5 g	1 g
PVP K30	2.5 g	0.2 g

2. 制备

(1) IDM - PVP 共沉淀物的制备：取处方量的 IDM 置蒸发皿中，加适量无水乙醇使其溶解（必要时可加热）；加入处方量的 PVP K30，搅拌使溶解；在沸水浴上蒸发乙醇近干，取下蒸发皿，置 50℃ 真空干燥 2～3 h。取出凝固物，研磨，过 80 目筛，即得。

(2) IDM - PVP 物理混合物的制备：按药物、载体比例为 1∶5 置研钵中，混合研磨，过 80 目筛，即得。

3. 共沉淀物物相鉴定

试验样品：IDM 25 mg、PVP 25 mg、相当于 IDM 25 mg 的 IDM - PVP 共沉淀物及物理混合物。

(1) 溶出速度测定：具体内容参见"实验十八：溶出度和释放度的测定"。

(2) 差示扫描量热分析（differential scanning calorimetry，DSC）：工作条件，所有的测量过程均在 100 mL/min 流速的氮气中进行，升温速度 10℃/min，扫描范围 30～300℃。

(3) X 线粉末衍射：工作条件，CuKd 石墨单色器衍射单色化，高压 40 kV，管流 40 mA（步进式扫描模式收集：步长 0.02，计数时间 1 秒/步），在 2.5～50° 2θ 的范围内以 4°/min 的速度扫描。

(4) 傅里叶变换红外光谱（FT - IR）：样品预先研磨后，与 KBr 充分混合，压片。扫描范围为 4 000～400 cm^{-1}，分辨率为 1 cm^{-1}。

4. 操作注意

(1) 共沉淀物中药物的分散性质不仅与所选载体有关，也与载体的用量有关。不同药物所用载体种类及载体用量各不相同，应根据试验筛选确定。本实验中选择 1∶5 和 5∶1 两种比例量，以比较不同载体用量对药物分散的影响。

(2) IDM - PVP 共沉淀物制备时，溶剂蒸发速度是影响共沉淀物均匀性及防止药物结晶析出的重要因素。乙醇的蒸发在沸水浴中搅拌进行,有利于药物和载体的快速析出,保证分散物的高度分散,否则共沉淀物均匀性差,如果有药物结晶析出,将影响所制备固体分散体的溶出速度。

(3) 共沉淀物蒸去溶剂后,倾入不锈钢板上(下面放冰块)迅速冷凝固化,有利于提高共沉淀物的溶出速度。

(4) 蒸发得到的凝固物应真空干燥,挥尽溶剂。

(二) 硝苯地平(NF)-poloxamer 188 固体分散体的制备

1. 处方　如表 17-2 所示。

表 17-2　NF-poloxamer 188 固体分散体的处方

成分	用量
NF	0.5 g
poloxamer 188	2.0 g

2. 制备

(1) NF-poloxamer 188 固体分散体的制备:称取处方量的 NF 与 poloxamer 188,先将载体置 80℃水浴中,待完全熔化后,加入 NF,搅拌至熔融完全。倒入预冷的蒸发皿中,置冰浴中剧烈搅拌至完全固化,在冰箱中冷冻 30 min,然后置真空干燥箱中 40℃干燥过夜,取出,粉碎,过 80 目筛备用。

(2) NF-poloxamer 188 物理混合物的制备:称取处方量的 NF 与 poloxamer 188,置研钵中,混合研磨,过 80 目筛,即得。

3. 固体分散体物相鉴别　试验样品:NF 30 mg、poloxamer 188 30 mg、相当于 30 mg 硝苯地平的 NF-poloxamer 188 固体分散体及物理混合物。

溶出速度测定参见"实验十八:溶出度和释放度的测定";采用 DSC、X 射线衍射及 FT-IR 鉴别 NF-poloxamer 188 固体分散体,工作条件同"实验(一)"。

4. 操作注意　NF-poloxamer 188 固体分散体制备时,熔融后的冷凝速度是影响固体分散物均匀性的重要因素,冰浴中剧烈搅拌至完全固化,均匀性好,否则固体分散物均匀性差。

(三) IDM‐PEG 6000 滴丸的制备

1. 处方　如表 17‐3 所示。

表 17‐3　IDM‐PEG 6000 滴丸的处方

成分	用量
IDM	0.5 g
PEG 6000	3.0 g

2. 制备

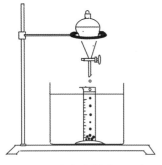

图 17‐1　滴丸滴制过程示意图

(1) IDM‐PEG 6000 滴丸的制备:称取处方量的 IDM 和 PEG 6000,先用少量无水乙醇溶解 IDM,将其加入熔融的 PEG 6000 中混匀,挥去乙醇,转入分液漏斗中,滴入预先用冰水冷却的液状石蜡中(图 17‐1),收集滴丸,石油醚洗除滴丸表面黏附的液状石蜡,干燥即得。

(2) IDM‐PEG 6000 物理混合物的制备:按药物、载体比例为 1∶6 置研钵中,混合研磨,过 60 目筛,即得。

3. IDM‐PVP 滴丸物相鉴定及质量评价　物相鉴定方法同"实验(一)"。质量评价指标及方法如下。

(1) 粒径:滴丸的粒径可用多种参数表达,如粒径分布、平均直径、几何平均径等。滴丸粒径的测定,可按照《中国药典》粒度测定法进行,目前应用最多且最简单的方法是筛分法。例如,取 100～200 g 滴丸在水平振荡器中用直径为 20 cm 的筛,筛分一定时间,收集通过一系列筛目(如 10、16、20、40、60 和 80 目等)滴丸的重量,即可绘制滴丸的粒径分布图,从而了解此批滴丸主要粒径分布范围。

较先进的粒径测定法是计算机辅助成像分析法。

(2) 圆整度:滴丸的圆整度(sphericity;roundness)是滴丸的重要特性之一,反映滴丸成形的好坏。有多种方法可测定滴丸的圆整度:①测定滴丸的最大直径与最小直径比,比值越接近 1∶1,滴丸的圆整度越好;②测定滑动角,即将一定量滴丸置一平板上,将平板一侧抬起,测量在滴丸开始滚动前,倾斜平面与水平面所形成的角,此角越小,滴丸圆整度越高;③测定形状因子,通过计算机辅助成像分析法测量出滴丸的投影面积及其周长,计算出形状因子,数值越大,偏离圆整度越大;④测定休止角,即将一定量(如 50 g)滴丸,在指定高度从具 1.25 cm 小孔的漏斗中落到硬平面后,测量滴丸的堆积高度(H)和堆积半径(r),得 $\tan\varphi = H/r$,φ 即为休止角。休止角小,说明滴丸流动性好,间接反映滴丸圆整度好。

(3)堆密度:取 100 g 滴丸缓缓通过一玻璃漏斗倾倒至一量筒内,测出滴丸的松体积,即可计算出滴丸的堆密度,作为选用空心胶囊大小时的依据。

(4)脆碎度:此指标可评价滴丸物料剥落的趋势。测定方法因使用仪器不同可有不同的规定。如取 10 粒滴丸,加 25 粒直径为 7 mm 的玻璃珠一起置脆碎仪中旋转 10 min,然后将物料置孔径为 250 mm 的筛中,置振荡器中振摇 5 min,收集并称定通过筛的粉末量,计算粉末占滴丸重的百分比。也可采用片剂脆碎度检查法测定。

(5)重量差异:取 20 粒滴丸,精密称定总重量,求得平均丸重后,再分别精密称定每丸的重量。每丸重量与平均丸重相比较,超出重量差异限度的不得多于 2 丸,并不得有 1 丸超出限度 1 倍(表 17－4)。

表 17－4　丸剂重量差异限度要求

平均丸重	重量差异限度
0.03 g 及 0.03 g 以下	±15%
0.03 g 以上至 0.1 g	±12%
0.1 g 以上至 0.3 g	±10%
0.3 g 以上	±7.5%

4. 操作注意

(1)随着滴制进行,影响丸重的因素也在变化,如液面高低和压力大小不断改变。操作时应保持恒温,温度高时,药液的表面张力小,丸重减轻;温度低时丸重增大。温度也影响溶液的黏度,从而影响滴速。

（2）滴管口与冷凝面的距离宜控制在15 cm以内，因距离大时液滴与冷凝液面的碰撞力也大，液滴易被滴散而影响丸重。

（3）冷凝液的黏度较大或药物与冷凝液间的相对密度相差不大时，液滴下降速度慢，后面生成的小液滴可趁热合并进去，且液滴与冷凝液面接触时也不易碰裂。液滴在冷凝液中移动速度越快，越易成扁形。

（4）滴出的液滴经空气到达冷凝液面时，可被碰成扁形，并带着空气进入冷凝液，此时若冷凝液上部温度太低，液滴在完成收缩成丸之前就凝固，可导致滴丸不圆整。

（5）液滴进入冷凝液中，在凝固前要求冷凝液面较平静，使液滴落沉时不受任何方向力的影响而保证丸粒的圆整度。

四、实验结果

（1）记录"实验（一）"中IDM – PVP共沉淀物物相鉴定结果，分析并得出结论。

（2）记录"实验（二）"中NF – poloxamer 188固体分散体物相鉴定结果，分析并得出结论。

（3）采用筛分法测定制得的IDM – PEG 6000滴丸的粒径，绘制粒径分布图。

五、思考题

（1）固体分散体的制备方法有哪些？IDM – PEG 6000滴丸的制备与固体分散体哪种制备方法的原理一致？IDM – PVP共沉淀物的制备能否采用类似方法？

（2）Please list the commonly used carrier materials in preparation of solid dispersions.

（3）分析影响滴丸圆整度的因素。结合试验，分析可以从哪些方面进行改进？

（4）还有哪些方法可以增加难溶性药物的溶解度和溶出速度？

实验十八 │ 溶出度和释放度的测定

一、预习要点

片剂或胶囊剂等固体制剂口服后,在胃肠道要经过崩解和溶出两个过程才能被人体吸收,进而发挥疗效。因此,溶出(指药物从固体进入溶液的过程)是药物体内吸收、发挥作用的前提,对于难溶性药物,溶出是其吸收的限速步骤。溶出度指活性药物从片剂、胶囊剂或颗粒剂等普通制剂在规定条件下溶出的速率和程度,在缓控释制剂、肠溶制剂及透皮贴剂等制剂中也称释放度。溶出度测定一般要求固体制剂中的有效成分在规定时间范围内溶出的药量大于标示量的某一百分数。而缓释制剂等的释放度测定标准则规定在不同时间段药物有不同的释放量:口服缓释制剂至少要有 3 个取样点:第一个时间点通常在 0.5～2 h,用于考察制剂有无突释效应;第二个时间点为中间取样点,释放量约 50%,用于确定释药特性;第三个时间释放量要求在 80% 以上,用于考察释药是否基本完全。除此之外,也可以通过不同时间点的累积溶出/释放百分比绘制溶出/释放曲线,更加精准地控制产品质量。目前,国家药监局在监管仿制药质量和疗效一致性评价时,一个最主要的指标即是仿制制剂和参比制剂在不同介质中溶出/释放曲线的一致性。另外,对于符合生物等效性豁免试验原则的品种,允许采取体外溶出度/释放度方法进行一致性评价。

《中国药典》收载的溶出度与释放度测定方法:转篮法(第一法)、桨法(第二法)、小杯法(第三法)、桨碟法(第四法)、转筒法(第五法)、流池法(第六法)和往复筒法(第七法)。具体的装置形状和尺寸参见《中国药典》(2020 年版)第四部0931 项下。本实验对最常用的转篮法和桨法(图 18-1)进行简介。

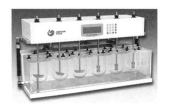

图 18-1　溶出度仪

1. 转篮法和桨法的测定操作

(1) 普通制剂：测定前，应对仪器装置进行必要调试，使转篮或桨叶底部距溶出杯的内底部(25±2)mm。分别量取溶出介质置各溶出杯内，待溶出介质温度恒定在(37±0.5)℃后，取供试品 6 片(粒、袋)，如为第一法，分别投入 6 个干燥的转篮内，将转篮降入溶出杯中；如为第二法，分别投入 6 个溶出杯内(当品种项下需要使用沉降篮时，可将胶囊剂先装入规定的沉降篮内；品种项下未规定使用沉降篮时，如胶囊剂浮于液面，可用一小段耐腐蚀的细金属丝轻绕于胶囊外壳)。注意避免供试品表面产生气泡，立即按各品种项下规定的转速启动仪器，计时；至规定的取样时间吸取溶出液适量(需多次取样时，所量取溶出介质的体积之和应在溶出介质的 1% 内，如超过总体积的 1% 时，应及时补充相同体积的温度在(37±0.5)℃的溶出介质，或在计算时加以校正)，立即用适当的微孔滤膜滤过，自取样至滤过应在 30 s 内完成。取澄清滤液，照该品种项下规定的方法测定，计算每片(粒、袋)的溶出量。

(2) 缓释制剂或控释制剂：照普通制剂方法操作，但至少采用 3 个取样时间点，在规定取样时间点，吸取溶液适量，及时补充相同体积的温度为 (37±0.5)℃的溶出介质，滤过，自取样至滤过应在 30 s 内完成。照各品种项下规定的方法测定，计算每片(粒)的溶出量。

2. 结果判定

(1) 普通制剂：符合下述条件之一者，可判为符合规定。

1) 6 片(粒、袋)中，每片(粒、袋)的溶出量按标示量计算，均不低于规定限度(Q)。

2) 6 片(粒、袋)中，如有 1～2(粒、袋)低于 Q，但不低于 $Q-10\%$，且其平均溶出量不低于 Q。

3) 6 片(粒、袋)中，有 1～2(粒、袋)低于 Q，其中仅有 1 片低于 $Q-10\%$，但不低于 $Q-20\%$，且其平均溶出量不低于 Q 时，应另取 6 片(粒、袋)复试；初、复试的 12 片(粒、袋)中有 1～3 片(粒、袋)低于 Q，其中仅有 1 片低于 $Q-10\%$，但不低于 $Q-20\%$，且平均溶出量不低于 Q。

(2) 缓释制剂或控释制剂：除另有规定外，符合下述条件之一者，可判定为符合规定。

1）6片（粒）中，每片（粒）在每个时间点测得的溶出量按标示量计算，均未超出规定范围。

2）6片（粒）中，在每个时间点测得的溶出量，如有1～2片（粒）超出规定范围，但未超出规定范围的10％，且在每个时间点测得的平均溶出量未超过规定范围。

3）6片（粒）中，在每个时间点测得的溶出量，如有1～2片（粒）超出规定范围，其中仅有1片（粒）超出规定范围的10％，但未超过规定范围的20％，且其平均溶出量未超过规定范围，应另取6片（粒）复试；初、复试的12片（粒）中，在每个时间点测得溶出量，如有1～3片（粒）超出规定范围，其中仅有1片（粒）超出规定范围的10％，但未超过规定范围的20％，且其平均溶出量未超过规定范围。

以上结果判断中所示10％、20％是指相对于标示量的百分比（％），其中超过规定的10％是指每个时间点测得的溶出量不低于低限的－10％，或不超过高限的＋10％；每个时间点测得的溶出量应包括最终时间测得的溶出量。

在溶出度测定研究中，溶出介质常选新鲜纯化水、类似胃肠液的介质等。对于难溶性药物，可在介质中加入适量表面活性剂，以增加药物的溶解度。溶出介质的体积必须达到溶解全部药量所需介质体积的3倍以上，常为5～10倍量，即符合溶出度测定的漏槽条件。

除了作为制剂质量是否合格的重要评价标准外，溶出度还是固体分散体、环糊精包合物等速释制剂处方筛选和物相鉴定的重要工具。

二、实验目的

（1）熟悉溶出度仪的安装与使用方法。

（2）掌握溶出度和溶出速度的测定方法和溶出曲线的绘制。

（3）掌握释放度的测定方法。

（4）了解通过溶出度进行固体分散体物相鉴定的方法。

三、实验内容

(一) 吲哚美辛固体分散体的溶出度测定

采用转篮法测定"实验十七"中制得的 IDM - PVP 共沉淀物的溶出度和溶出速度。

1. 溶出介质的配制　溶出介质为 pH 6.8 磷酸盐缓冲液,取 0.2 mol/L KH$_2$PO$_3$ 溶液 250 mL,加 0.2 mol/L NaOH 溶液 118 mL,用水稀释至 1 000 mL,摇匀即得。

2. 标准曲线的制备　精密称定 IDM 原料药 50 mg 于 100 mL 容量瓶中,加入约 10 mL 无水乙醇溶解(必要时可加热),然后用溶出介质定容至刻度,其浓度为 500 μg/mL,作为储备液。精密吸取上述溶液,分别稀释成 5、10、20、30、40、50 μg/mL 溶液。以相应的溶剂为空白,在 320 nm 波长处测定吸光度,以吸光度对浓度回归,得标准曲线。

3. IDM 含量测定　精密称定相当于 IDM 25 mg 的 IDM - PVP 共沉淀物及物理混合物粉末,置 50 mL 容量瓶中,加入适量无水乙醇,超声提取,用无水乙醇定容至 50 mL。过滤(0.4 μm),取续滤液 0.5 mL 至 10 mL 容量瓶中,用溶出介质定容至刻度。以相应的溶剂为空白,在 320 nm 波长处测定吸光度,代入标准曲线方程计算含量。

4. 溶出速度测定　将 IDM 25 mg、相当于 IDM 25 mg 的 IDM - PVP 共沉淀物及物理混合物装入胶囊,作为试验样品。

(1)调节溶出度仪温度为(37±0.5)℃,恒温。准确量取 1 000 mL 溶出介质,倒入溶出杯中,预热至 37℃,保温,待测定用。同法准备补充的溶出介质。

(2)调整转速为 100 r/min。

(3)各取样品 6 份,分别精密称定,装入 6 个转篮中,样品接触溶出介质后立即启动转速按键,并开始计时。

(4)分别于 5、10、15、30、45 min 取样 10 mL,使用 0.4 μm 过滤器过滤,弃去初滤液,收集续滤液,即为溶出样品液,同时补充等量等温的新鲜溶出介质。

(5) 采用紫外分光光度计于 320 nm 波长处测定各溶出样品液的吸光度值。

(6) 将上述测得的吸光度值代入标准曲线方程,计算药物浓度($C_{测}$),分别按式 18-1 和式 18-2 计算各时间点累积溶出量(W_t)和药物累积溶出百分比。

$$W_t = C_{测n} \times V + V_0 \times \sum_{i=1}^{n-1}(C_{测n-1}) \qquad (18-1)$$

式中,V_0=取样量,V=溶出介质的总量。

$$累积溶出百分比(\%) = \frac{各时间点累积溶出量}{称重 \times 含量} \times 100\% = \frac{W_t}{W_{称} \times P} \times 100\% \qquad (18-2)$$

(二) 硝苯地平固体分散体的溶出度测定

采用转篮法测定"实验十七"中制得的硝苯地平(NF)-poloxamer 188 固体分散体的溶出度和溶出速度。

1. 溶出介质的配制 取十二烷基硫酸钠(sodium dodecyl sulfate, SDS)2.5 g,加纯化水适量使成 1 000 mL,即得 0.25% SDS 水溶液。

2. 标准曲线的制备 精密称取 NF 12.5 mg,置 25 mL 容量瓶中,用约 10 mL 无水乙醇溶解(必要时可加热),加 0.25% SDS 溶液稀释至刻度,得 500 μg/mL 的储备液。精密量取储备液适量,用 0.25% SDS 溶液稀释成 15、20、25、30、35、40 μg/mL 的系列浓度溶液,分别于 333 nm 波长处测定吸光度,以吸光度对浓度进行回归,得标准曲线。

3. NF 含量测定 精密称定相当于 30 mg NF 的固体分散体及物理混合物粉末,置 50 mL 容量瓶中,加入适量甲醇超声提取并定容。过滤(0.4 μm),取续滤液 0.5 mL 至 10 mL 容量瓶中,用溶出介质定容至刻度。以相应溶剂为空白,在 333 nm 波长处测定吸光度,代入标准曲线方程计算药物含量。

4. **溶出速度测定**　将 NF 30 mg、相当于 30 mg NF 的固体分散体及物理混合物装入胶囊,作为试验样品。按照《中国药典》溶出度与释放度测定法第一法(转篮法),以 0.25% SDS 水溶液 900 mL 作为溶出介质,转速为 100 r/min,依法操作,分别于 5、10、15、30、45 min 取样 5 mL,使用 0.4 μm 过滤器过滤,同时在溶出杯中补充等量等温的新鲜溶出介质。续滤液于 333 nm 波长处测定吸光度值,代入标准曲线方程计算溶出液中药物浓度,分别按式 18-1 和式 18-2 计算各时间点累积溶出量和溶出百分比。

(三) 萘普生钠亲水凝胶骨架片的释放度测定

采用桨法测定"实验二十一"中制得的萘普生钠亲水凝胶骨架片的释放度。

1. **标准曲线制备**　精密称取 0.25 g 萘普生钠置于 100 mL 容量瓶中,用 95% 乙醇溶解并稀释至刻度,摇匀,吸取 10 mL 置 50 mL 容量瓶中,用纯化水稀释至刻度,分别吸取 0.5、1、2、3、4、5 mL 置 25 mL 容量瓶中,用 pH 6.8 磷酸缓冲液稀释至刻度,使萘普生钠浓度分别为 10、20、40、60、80、100 μg/mL,于 332 nm 波长处测定吸光度。以药物浓度对吸光度进行线性回归,得标准曲线。

2. **释放度试验**　取萘普生钠亲水凝胶骨架片 6 片,按照《中国药典》溶出度与释放度测定法第二法(桨法),以 pH 6.8 磷酸缓冲液 900 mL 为释放介质,转速为 50 r/min,依法操作,经 0.5、2 和 6 h,分别取释放液 4 mL,用 0.8 μm 微孔滤膜过滤,并及时在溶出杯中补充等温等量新鲜释放介质。续滤液经适当稀释后于 332 nm 波长处测定吸光度。按式 18-1 和 18-2 计算药物的累积释放百分比 $Q_{测}$。

四、实验结果与讨论

(1) 将实验(一)、(二)中各测定值分别记入表 18-1~18-4,并计算出各时间点累积溶出量和累积溶出百分比。以时间为横坐标,累积溶出百分比为纵坐标作图,绘制溶出曲线。比较固体分散体与物理混合物溶出快慢。

表 18 - 1　IDM 标准曲线及含量测定结果

标准曲线					
浓度/C, μg/mL	5	10	20	30	40	50
吸光度值/A						
标准曲线		$C =$ _____ + _____ A，$r =$ _____				

含量测定		
IDM - PVP(1∶5) 共沉淀物	IDM - PVP(5∶1) 共沉淀物	IDM - PVP(1∶5) 物理混合物
称量/g		
含量/P, %		
$\overline{X} \pm SD$		

表 18 - 2　IDM、IDM - PVP 共沉淀物及物理混合物的溶出速度测定结果

取样时间 /min	IDM		IDM - PVP(1∶5) 共沉淀物		IDM - PVP(5∶1) 共沉淀物		IDM - PVP(1∶5) 物理混合物	
	吸光度	溶出量	吸光度	溶出量	吸光度	溶出量	吸光度	溶出量
5								
10								
15								
30								
45								
称量/$W_{称}$								

表 18 - 3　NF 标准曲线及含量测定结果

标准曲线					
浓度/C, μg/mL	15	20	25	30	35	40
吸光度值/A						
标准曲线		$C =$ _____ + _____ A，$r =$ _____				

含量测定	
NF 固体分散体	NF 物理混合物
称量/g	
含量/P, %	
$\overline{X} \pm SD$	

表 18-4   NF、NF 固体分散体及物理混合物的溶出速度

取样时间 /min	NF		NF 固体分散体		NF 物理混合物	
	吸光度	溶出量	吸光度	溶出量	吸光度	溶出量
5						
10						
15						
30						
45						
称量/$W_{称}$						

（2）根据萘普生钠标准曲线计算各取样时间释放介质中的药物浓度，并计算累积释放百分比。记入表 18-5 中。萘普生钠缓释片的释放度标准为：每片在 0.5、2 和 6 h 释放度定为 10%～30%、45%～75% 和 80% 以上。比较压制的萘普生钠缓释片的释放度，作出评价。

表 18-5   萘普生钠缓释片释放度测定结果

释放时间/h	测得 A 值	$C_{样}$	$Q_{测}$/%
0.5			
2			
6			

五、思考题

（1）某些药物的固体制剂需测定溶出度，其重要意义是什么？

（2）Please describe the factors that may affect dissolution of drug preparations.

（3）对于难溶性固体药物，有哪些方法可以提高其溶出速度？

（4）分别比较并分析 IDM - PVP 共沉淀物与 NF - poloxamer 188 固体分散体的溶出结果，可得出哪些结论？

（5）缓释制剂的释放度实验有何意义？在研制一个药物缓释片的过程中，如何确定该缓释片的释放度标准？

实验十九 | 包合物的制备

一、预习要点

　　包合物(inclusion compound)是指药物分子被包嵌于另一种物质分子的空穴结构内形成的包合体。包合物由客分子和主分子两部分组成。主分子具有较大的空穴结构,足以将客分子容纳在内形成分子囊。药物制成包合物后,具有如下优点:增加药物的溶解度,提高药物的稳定性,液体药物可以粉末化,防止挥发性成分挥发,掩盖药物的不良气味或味道,提高药物的生物利用度,降低药物的刺激性与不良反应等。目前应用最多的主分子是环糊精。环糊精是一类由6～12个葡萄糖分子通过α-1,4-糖苷键连接而成的环状低聚糖化合物,为中空圆筒状结构。常见的环糊精有α、β、γ3种,分别由6、7、8个葡萄糖分子构成,其中以β-环糊精(β-CD)应用最为广泛。在3种环糊精中,β-CD水中溶解度最小,易从水中析出结晶,其溶解度随温度升高而增大。β-CD空洞大小合适,其筒状结构内部显疏水性,开口处显亲水性。动物实验证明其口服毒性很低。这些性质为β-CD包合物的

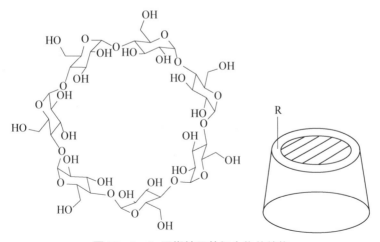

图 19-1　β-环糊精及其衍生物的结构

制备和应用提供了有利条件。同时,客分子的大小、极性、解离状态等均能影响环糊精包合物的形成及稳定。

环糊精包合物的制备方法很多,有饱和水溶液法、研磨法、冷冻干燥法、喷雾干燥法及超声波法等,其中以饱和水溶液法最为常用。该法先配制环糊精的饱和水溶液,再加入药物溶液。对于水中不溶的药物,可加少量有机溶剂如乙醇、丙酮等溶解后再加入。搅拌混合 30 min 以上,使客分子药物被包合。

包合物的验证主要是鉴别药物是否已被环糊精包入空穴及包合的方式,可采用扫描电子显微镜法、相溶解度法、X 线衍射法、红外光谱法、磁共振法、差热分析法及薄层色谱法等方法加以验证。

二、实验目的

(1) 掌握饱和水溶液法制备包合物的工艺过程。

(2) 熟悉 β-环糊精的性质和应用。

(3) 熟悉包合物的验证方法。

三、实验内容

(一) 薄荷油包合物

1. 制备　称取 β-CD 4.0 g,置 100 mL 带塞锥形瓶中,加纯化水 50 mL,加热溶解,降温至 50℃;精密滴加薄荷油 1.0 mL,恒温搅拌 2.5 h,冷却至室温,有白色沉淀析出,待沉淀完全后过滤,用无水乙醇 5 mL 分 3 次洗涤沉淀,至表面近无油渍。将包合物置 40℃干燥箱中干燥,称重,计算收率。

[附注]本实验采用饱和水溶液法制备包合物,主分子 β-CD 在 25℃时水中溶解度为 1.85%,但在 50℃时溶解度可增加至 4.0%。故在实验过程中,应控制好温度,包合过程结束后,通过降低温度使包合物从水中析出沉淀。包合率取决于环糊精种类、药物与环糊精的配比量及包合时间,应按照实验要求进行操作。

2. 薄荷油包合物的表征

(1) 薄层色谱法(thin-layer chromatography,TLC)。

薄板:硅胶 G 层析板(105℃活化 1 h)。

样液 A:取包合物 0.5 g,加入 95%乙醇 2 mL,振摇后过滤,得样液 A。

样液 B:取薄荷油 2 滴,加入 95%乙醇 2 mL,混合溶解,得样液 B。

操作:以毛细管吸取样液 A 和 B 各约 5 μL,点于同一硅胶板上;以乙酸乙酯-石油醚(15∶85)为展开剂;将点样后的硅胶板放入展开槽中饱和 5 min,再上行展开;1%香荚兰醛硫酸液为显色剂,喷雾烘干显色。比较样液 A、B 斑点的异同。

(2) 差示扫描量热(differential scanning calorimetry,DSC)。

DSC 条件:参比物,α - Al_2O_3;升温速率,8℃/min;温度范围,室温~340℃;样品量,3.0 mg 左右

测试样品:β - CD、薄荷油、薄荷油包合物、β - CD 和薄荷油的物理混合物(其比例量同包合物)。

3. 包合率测定

称取包合物 3.0 g 置 250 mL 圆底烧瓶中,加纯化水 150 mL,用挥发油提取器提取出薄荷油,称重(1 mL 薄荷油约重 0.9 g),按以下公式计算。

$$药物包合率 = 包合物中药物量(g)/投药总量(g) \times 100\%$$

(二) 酮洛芬包合物

1. 处方

如表 19 - 1 所示。

表 19 - 1 酮洛芬包合物的处方

成分	用量	成分	用量
β - CD	3.0 g	无水乙醇	适量
酮洛芬	0.5 g	纯化水	适量

2. 制备

按处方称取 β - CD 置于研钵中,滴入纯化水研磨成糊状;然后称取处方量的酮洛芬,用无水乙醇溶解,将酮洛芬乙醇溶液滴入研钵中,

边滴边研磨,直至干燥,即得粉末状酮洛芬包合物。

3. 饱和溶解度的测定

(1)酮洛芬标准曲线的绘制:准确配制 1 mg/mL 的酮洛芬乙醇溶液,用纯化水稀释成一系列浓度的标准溶液:2.5、5、10、15、20、30 和 35 μg/mL,于 265 nm 波长处测定吸光度值。以酮洛芬浓度为横坐标,吸光度值为纵坐标绘制标准曲线。

(2)溶解度的测定:称取酮洛芬原料 0.5 g 和酮洛芬包合物 2 g,分别制成过饱和溶液,平衡一定时间,离心取上清液,稀释后测定酮洛芬的吸光度值,并根据标准曲线计算溶解度,观察酮洛芬经 β - CD 包合后的溶解度增加效果。

四、结果与讨论

(1)计算薄荷油/β - CD 包合物的包合率。

(2)分析薄荷油/β - CD 包合物的薄层层析结果。

(3)记录所测得的各浓度酮洛芬标准溶液的吸光度值,并计算酮洛芬经 β - CD 包合后的溶解度(表 19 - 2)。

表 19 - 2 酮洛芬标准曲线及酮洛芬包合物溶解度测定结果

标 准 曲 线						
浓度(C, μg/mL)	2.5	5	10	15	20	30	35
吸光度值/A							
标准曲线		$C = $ _____ $+$ _____ A , $r = $ _____					

溶解度测定		
	酮洛芬	酮洛芬包合物
吸光度值/A		
溶解度(μg/mL)		

五、思考题

(1)What is the key technology for preparing drug/β - CD inclusion compounds by the saturated aqueous solution method?

（2）制备药物/β-CD包合物的方法有哪些？各有何优缺点？

（3）包合技术在药物制剂中有何意义？

实验二十 （伪）三元相图的绘制及其应用

一、预习要点

（一）增溶相图的绘制

难溶性药物欲配成水溶液,往往可通过添加增溶剂,如聚山梨酯20、聚山梨酯80(即吐温20、吐温80)等增加其溶解度,制得符合治疗上需要浓度的制剂。例如,一些含挥发油的制剂如大蒜油注射液、假性近视眼药水(含薄荷油)等,因挥发油在水中溶解度小,一般都需加入适当的增溶剂才能形成澄清溶液,但这种澄清溶液用水稀释时仍然可能再次析出油而使溶液变浑。这是因为油、增溶剂和水三者百分组成改变。如果增溶剂配合得当,用水稀释可一直保持澄清,这对临床用药具有重要意义,可通过增溶相图的研究来解决。

将一定量的薄荷油直接加入水中振摇,因油的溶解度小,溶液浑浊不能制得澄清溶液。若逐渐加入吐温20并振摇,则溶液由浑浊逐渐变为澄清,形成单相的均匀溶液,此溶液由薄荷油、吐温20和水3种成分组成。在一定温度下,三者组成的变化关系可用一等边三角形来表示,即油-吐温20-水的三元相图。

首先要了解三元相图的基本知识。如图20-1所示,等边三角形的3个顶点分别代表吐温、油和水的纯组成,即 A 点为100%吐温、B 点为100%油、C 点为100%水。将三角形每边分成100等分,AB 线上的点代表吐温和油二组分的百分组成,例如,D 点的组成为40%吐温和60%油。同样,BC 和 AC 线上的点则分别代表油和水及水和吐温所成的二组分的百分组成。三角形内各点都代表油、吐温和水三组分体系的百分组成。例如,E 点的组成为油 30％、吐温 50％、水 20％，三者总和为 100％。E 点组成的读出可以通过 E 点作平行于三角形各边的平行线，平行于组分 A 所对底边的平行线 EF 在 AB 线上的截距可以读出组分 A 的百分组成，同样方法可以分别在 BC 线和 AC 线上读出组分 B 和 C 的百分组成。

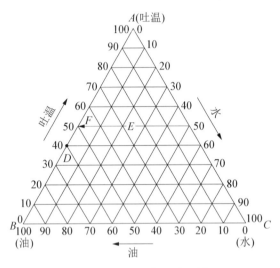

图 20‑1　三元相图表示法

　　图 20‑2 是薄荷油-吐温 20‑水的三元相图，图中曲线即为吐温 20 对薄荷油的增溶曲线，曲线所包围的区Ⅱ、Ⅳ是多相区，溶液浑浊。曲线包围以外的区域Ⅰ、Ⅲ是单相区，溶液澄清。图中 a、b 分别代表两种不同比例的三组分溶液，因存在于单相区内，均为澄清溶液。当分别加水稀释时，随着水的百分比增加，体系中组分的百分比朝 C 点方向变动。其中，a 点的组分百分比沿 ac 方向移动，不与增溶曲线相交，组分不进入多相区，故 a 点的组成不会因加水稀释而变浑。而 b 点的组分百分比在沿 bc 方向移动时，与增溶曲线相交数次，随着水量的增加，bc 由单相区Ⅰ→多相区Ⅱ→单相区Ⅲ→多相区Ⅳ，最后停留在多相区中，故溶液出现澄清→浑浊→澄清→浑浊的现象，最后一直保持浑浊。

　　经实验绘制的增溶相图(图 20‑2)可解决以下问题。

　　(1)用来说明油、增溶剂在不同比例时加水后溶解度的改变情况。例

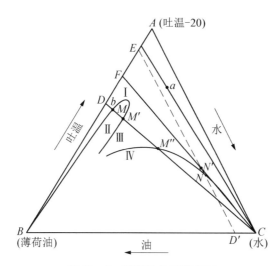

图 20 - 2　薄荷油的增溶相图

如,油和增溶剂的组成在 D 点时,两者的混合液澄清,当逐渐加水稀释时,体系依 DC 线方向移动。当开始出现浑浊时,体系的组成恰好落在曲线 M 点上。此时,体系由单相区Ⅰ进入多相区Ⅱ。继续加水稀释,体系组成为 M′点时,溶液转为澄清。随水量不断增加,体系又落在曲线的 M″点上,溶液变浑,以后,由于 DC 线始终在多相区中,故溶液不会再变清。

(2) 可从图中找出配制一定浓度的澄清薄荷油水溶液需加入增溶剂的最少量。例如,配制 10%薄荷油澄清水溶液至少应加多少吐温 20? 首先在增溶相图中的 BC 线上找到 10%薄荷油组成的点 D′,自 D′作 AC 边的平行线 D′E,D′E 与增溶曲线相交于 N 点,N 点上吐温 20 的百分组成即为配制 10%薄荷油澄清水溶液应加入的最小量。

(3) 可以在相图中找到配制一定浓度、经无限稀释不会变浑浊的薄荷油澄清溶液区域及增溶剂的用量。通过增溶相图顶点 C 作曲线的切线 CF,凡此切线右上方的单相区内任一点的组成,加水稀释都不出现浑浊。对 10%薄荷油水溶液来说,D′E 线与切线 CF 相交于 N′上,按此点增溶剂与油的比例组成的体系可加水任意稀释不变浑浊。

(二) 伪三元相图筛选自微乳化给药系统处方

自微乳化给药系统在难溶性药物的增溶和促吸收方面独具特色。自微乳化给药系统是由油相、表面活性剂和助表面活性剂形成的包含药物的溶液。该体系在体温条件下经胃肠蠕动,可自发形成粒径<100 nm 的乳剂,并将药物包裹而增加其在胃肠中的溶解度。处方中的表面活性剂和助表面活性剂还可以增加肠道上皮细胞的流动性,促进药物吸收。通过绘制不同油、表面活性剂和助表面活性剂的伪三元相图,比较不同组成的微乳区域大小,可以初步筛选自微乳化给药系统处方。

虽然自微乳化给药系统由油相、表面活性剂和助表面活性剂组成,但其处方筛选需要考虑水分的影响,一个优良的处方,应该能够经受水分的无限稀释而不会影响微乳的粒径。由于四元体系相图的绘制需要用到三维空间的立体模型,较为复杂,也不利于结果的比较,因此,常采用伪三元相图予以简化。对于自微乳化给药系统伪三元相图的绘制,往往先将表面活性剂与助表面活性剂以一定质量比(即 K_m)混合组成混合乳化剂,再与油相按不同比例混合,37℃保温,逐滴加入水,涡旋混匀,记录相变时的加水量。以各相变点对应的油、水、混合乳化剂三者的百分组成在相图中画点,并连接成线,绘制伪三元相图。如所得混合液体呈乳白色,平行光入射后有散射现象,则为乳剂;若澄清透明或有蓝色乳光,平行光入射后有丁达尔现象,则为微乳;若澄清透明、稠厚,则为凝胶。

图 20-3 为 K_m 值分别是 1∶1 和 4∶1 时中链甘油三酯(油相)、吐温 80

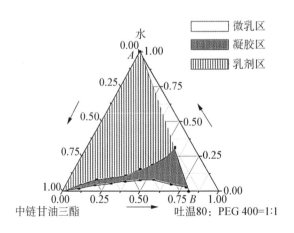

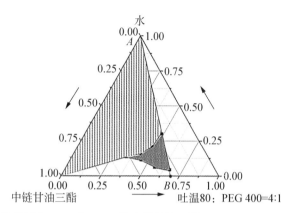

图 20 - 3 K_m 值分别为 1∶1 和 4∶1 的中链甘油三酯、Tween 80、PEG 400 伪三元相图

(表面活性剂)、PEG 400(助表面活性剂)的伪三元相图。图中白色区域为微乳区,但部分组成在水进一步稀释过程中会转变成凝胶和乳剂。沿相图中微乳区边线由水的顶点作切线(AB 线),朝向混合乳化剂顶点区域内的体系可用水无限稀释,为自微乳化区域。由图 20 - 3 结果可见,K_m 值越大,自微乳化区域越大。

二、实验目的

(1) 通过薄荷油-吐温 20 -水三元增溶相图的绘制,掌握增溶相图的绘制方法和应用。

(2) 通过绘制吐温 80/PEG 400 -中链甘油三酯-水的伪三元相图,掌握自微乳化给药系统处方筛选过程。

三、实验内容

(一) 增溶相图的绘制

取 25 mL 烧杯,先准确称重,然后按表 20 - 1 称入吐温 20,再小心加入薄荷油(用天平称量并记录),搅匀。此时为澄清液体。用滴管滴加纯化水,每加1滴,使用磁力搅拌器搅匀,方可继续滴加纯化水,直至液体刚从澄清变成浑浊,称重并记录滴入水的重量 W_1。向此浑浊的液体中继续小心地滴加纯化水,此时浑浊程度加大,但有时也会从浑浊变为澄清,记下刚变为澄清时所加的水重量 W_2(W_2 包括 W_1 在内)。再继续滴加纯化水,如又出现浑浊即记下水的重量 W_3,如不再出现澄清就停止加水。以上称重均用天平进行。

(二) 伪三元相图的绘制

将吐温80与助表面活性剂PEG400分别按照 $1:1$ 和 $4:1(w/w)$ 的比例搅拌均匀,作为混合乳化剂,吐温80与PEG400的质量比记为 K_m。准确称取1g混合乳化剂于10 mL 烧杯中,加入中链甘油三酯,其与混合乳化剂的质量比分别为 $9:1$、$8:2$、$7:3$、$6:4$、$5:5$、$4:6$、$3:7$、$2:8$、$1:9$ (w/w),采用恒温磁力搅拌器搅拌至充分混匀,并于 37℃ 保温。用滴管逐滴加入 37℃ 纯化水,搅匀,相变时记录滴加水的量,绘制伪三元相图。

四、实验结果

(1) 根据所得实验数据计算出各组分的百分组成,填入表 20-1,绘制薄荷油-吐温20-水的增溶相图。

表 20-1 称重记录及各组分百分组成计算

杯号	吐温20 /g	薄荷油 /g	水/g			水/%			薄荷油/%			吐温20/%		
			W_1	W_2	W_3	1	2	3	1	2	3	1	2	3
1	0.50	4.50												
2	0.80	4.20												
3	2.10	2.90												
4	2.40	2.60												
5	3.00	2.00												
6	3.30	1.70												
7	3.60	1.40												
8	3.70	1.30												
9	3.80	1.20												
10	4.00	1.00												

（2）根据所得实验数据计算出各组分的百分组成,填入表 20‐2,绘制吐温 80/PEG 400‐中链甘油三酯‐水的(伪)三元相图。

表 20‐2　称重记录及各组分百分组成计算

杯号	油 /g	混合乳化剂 /g	水/g			水/%			油/%			混合乳化剂/%		
			W_1	W_2	W_3	1	2	3	1	2	3	1	2	3
1	9	1												
2	4	1												
3	2.33	1												
4	1.5	1												
5	1	1												
6	0.67	1												
7	0.43	1												
8	0.25	1												
9	0.11	1												

五、思考题

根据相图回答下列问题。

（1）配制 5%薄荷油澄清液水溶液 100 mL,至少应加吐温 20 多少? 需加多少吐温 20 才不致因加水稀释而变浑?

（2）薄荷油和吐温 20 在什么比例范围内可无限稀释而不浑浊?

（3）According to the pseudo-ternary phase diagram,what is the optimal range of medium chain triglycerides/mixed emulsifiers ratio that can form self-microemulsion drug delivery system *in vivo*?

实验二十一 | 亲水凝胶缓释制剂的制备

一、预习要点

缓释制剂(sustained-release preparation)指用药后能在较长时间内持续

释放药物以达到长效作用的制剂,具有减少给药次数、减小血药浓度峰谷波动、提高药物安全性和有效性等优点。《中国药典》定义的缓释制剂指在规定释放介质中,按要求缓慢地非恒速释放药物,其与相应的普通制剂相比,给药频率减少一半或有所减少,且能显著增加患者顺应性。药物的体内过程研究表明,口服缓释制剂在人体胃肠道的转运时间一般可维持 8～12 h,通常 1 天给药 1～2 次。如果某一药物在全胃肠道都能吸收,则可考虑制备日服 1 次的缓释制剂。

缓释制剂主要包括膜控型和骨架型两大类型。膜控型缓释制剂多采用包衣法制备,通过缓释材料形成的包衣膜来调节或控制药物的释放行为。骨架型缓释制剂由药物与一种或多种惰性骨架材料通过制剂成型技术制成。药物分散在多孔或无孔的骨架材料中,通过扩散、溶蚀等机制缓慢释放,在缓释制剂中药物主要以一级速度过程而非零级速度过程释放。根据使用的骨架材料不同,又可分为不溶性骨架、溶蚀性骨架和亲水凝胶骨架。骨架型缓释片剂由于生产工艺简单,易于大量生产,近年来发展迅速。

目前,亲水凝胶骨架片品种最多,居缓释制剂之首。亲水凝胶骨架片常用的聚合物材料包括羟丙甲纤维素(HPMC)、甲基纤维素(MC)、聚氧乙烯、卡波姆及海藻酸盐等。其中,HPMC 是亲水凝胶骨架片中应用最广泛的骨架材料。HPMC 具有良好的流动性和可压性,并有多种黏度规格,无论是采用直接压片还是湿法制粒,均可成功制备性能优越的亲水凝胶骨架片。

HPMC 水凝胶骨架片遇水表面润湿形成凝胶层,表面药物向水中扩散、溶出;凝胶层继续水化,骨架膨胀,凝胶层增厚延缓药物释放;片剂骨架逐渐水化溶蚀,水分向片芯渗透至骨架完全溶蚀,最后药物释放完全。对于水溶性药物,可通过凝胶层扩散释出,而难溶性药物的释放主要通过凝胶层溶蚀实现。本实验以 HPMC 为亲水凝胶骨架材料,用湿法制粒压片来制备萘普生钠缓释片。萘普生钠属非甾体抗炎药,具有较强的抗炎镇痛作用。其普通制剂血药浓度波动大,易引发胃肠道不良反应,有必要制成缓释制剂。研究表明,萘普生钠在人体中半衰期为 13～14 h,其口服后能立即分散于胃液,在全胃肠道都可以吸收。因此,适宜制备一天给药一次的口服缓释制剂。

二、实验目的

（1）熟悉缓释制剂的基本原理与设计方法。

（2）掌握亲水凝胶骨架片的缓释机制和制备工艺。

三、实验内容

（一）萘普生钠亲水凝胶骨架片的制备

1. 处方(100 片量)　如表 21 - 1 所示。

表 21 - 1　萘普生钠亲水凝胶骨架片的处方

成分	用量
萘普生钠	22.0 g(相当于萘普生 20 g)
HPMC K15M	18.0 g
乳糖	15.0 g
硬脂酸镁	1%
10% PVP 乙醇溶液	适量

2. 制备　将萘普生钠、乳糖和 HPMC K15M 分别过 80 目筛混合均匀，加 10% PVP 乙醇溶液制成软材，用 20 目筛制粒，于 50℃干燥，干粒过 20 目筛整粒，加入硬脂酸镁混匀。计算片重，以直径为 Φ9 mm 的冲模压片。

（二）质量检查与评定

1. 性状　为白色或类白色片，外观应完整光洁、色泽均匀。

2. 硬度　取制得的骨架片 6 片，应用片剂硬度测定仪测定硬度，求其平均值。

3. 重量差异限度　按《中国药典》（2020 年版）规定测定重量差异限度。取药片 20 片，精密称定总重量，求得平均片重后，再分别精密称定各片的重量。每片重量与平均片重相比，超出重量差异限度的药片不得多于 2 片，并不得有 1 片超出限度 1 倍。平均重量 0.3 g 及重量在 0.3 g 以上的片剂,其重量差异限度不得大于±5%。

4. **含量** 取本品 10 片,精密称定,研细,精密称取适量(约相当于萘普生钠 1 片量),置 100 mL 容量瓶中,加纯化水约 70 mL,充分振摇 30 min 使其溶解,加纯化水稀释至刻度,摇匀,滤过。精密量取续滤液 1 mL,置 100 mL 容量瓶中,加纯化水稀释至刻度,摇匀,于 332 nm 处测定吸光度。另精密量取经 105℃ 干燥 3 h 的萘普生钠对照品 220.0 mg,置 100 mL 容量瓶中,其余同上。计算公式为:

$$C_{样} = A_{样} \, C_{标准} / A_{标准} \qquad (21-1)$$

$$标示量 \% = \frac{C_{样}}{W_{样}} \frac{W_{理} \times 10}{W_{标}} \times 100\% \qquad (21-2)$$

$C_{样}$:样品液浓度(μg/mL);$C_{标准}$:标准品浓度(μg/mL);$A_{样}$:样品液吸光度;$A_{标准}$:标准品吸光度;$W_{理}$:理论片重(mg);$W_{样}$:样品片重(mg);$W_{标}$:骨架片的标示量(mg)。

5. **释放度** 具体测定内容参见"实验十八:溶出度和释放度的测定"。

四、实验结果

将实验结果填入表 21 - 2。

表 21 - 2 萘普生钠缓释片质量检查结果

品名	片剂外观	硬度/kN	重量差异		含量			
			平均片重/g	片重差异/%	$A_{样}$	$A_{标准}$	$C_{样}$	标示量/%
萘普生钠缓释片								

五、思考题

(1) Please describe the factors that should be considered in the design

of oral sustained-release formulations.

（2）骨架型缓释制剂根据其性质可以分为几种？常用的有哪些？

（3）本实验萘普生钠亲水凝胶骨架片是否可以采用直接压片法来制备？如果要采用该法，辅料将作何调整？

实验二十二 微丸的制备

一、预习要点

微丸（pellet）指药物与适宜辅料均匀混合，选用适宜的黏合剂或润湿剂以适当方法制成的小球状或类球状口服固体剂型，微丸粒径通常在 0.5～3.5 mm。微丸作为多单元型给药系统的代表，具有如下特点：①在制备过程中，通过将几种不同释药速率的微丸组合，可获得理想的释药速率，取得预期的血药浓度，并维持较长的作用时间；②将不同药物分别制成微丸，再混合组成复方制剂，可增加药物的稳定性，而且也便于质量控制；③制成微丸可改变药物的某些性质，如成丸后流动性好、不易碎等，并可作为制备片剂、胶囊剂等的基础；④在微丸上包被不同类型的衣膜，可制成缓、控释或定位制剂。因而，微丸目前逐渐成为缓控释制剂的研究热点之一。

微丸的制备方法主要有挤出滚圆法、热熔挤出法及流化床法等。挤出滚圆法制得的微丸与其他技术制得的微丸相比，在丸的理化和机械特性、释药行为、体内过程及制剂的处方、工艺控制等方面，都有其独特的优点：①微丸的圆整度和流动性更好；粒度分布更集中，相应收率较高；硬度大，脆碎度小；形状、大小均一，工艺重现性好，这些特性更利于进一步包衣，从而获得衣膜分布均匀、释药特征理想的膜控小丸。②微丸载药量相对较大，如药物和辅料理化特性允许，可制成含药量达 80％以上的微丸；载药量可变范围较宽，可在 1％（或更小）～95％（或更大）之间调整。③微丸密度大，活性成分含量均匀，较常规方法可选填充剂种类多。④生产效率高，劳动强度小，工艺过程参数化，易于控制，便于科学管理。

本实验采用的是依靠螺杆传送软材的径向滚动型挤出机。挤出效果受多种因素影响,如挤出速度过快会使挤出物表面变得粗糙不平,在滚圆过程中易产生较多细粉,而且粒径分布范围变宽。挤出过程中制得的软材在通过筛网孔时由于挤压摩擦等会引起其温度升高,导致软材中水分及易挥发性辅料的减少、热敏性药物的降解。因此,确定挤出过程中相关的实验参数如筛网孔径、给料速度及转速等尤为重要。滚圆是挤出物在摩擦力、离心力的共同作用下滚圆成球形的过程,影响因素如下。①滚圆速度:主要影响微丸的粒径。滚圆有最佳速度,转速太慢,微丸密度低;转速太高,微丸容易聚集;②滚圆时间:主要影响微丸的粒径分布。一般延长滚圆时间,微丸粒径分布范围变窄,圆整度提高。实际操作时,一般先采用高转速将挤出物切断,再采用低转速将其滚圆成球形。

微丸制备好后,根据需要进一步进行薄膜包衣,以达到掩味、改善外观、缓释或控释等目的。包薄膜衣的材料主要分为胃溶型、肠溶型和不溶型三大类,其中胃溶型薄膜衣料至今仍是制剂包衣材料的主体。其主要用途是改善片芯或微丸的外观、掩味或改善其稳定性,但不改变药物的释放速率和模式。常用的胃溶型薄膜衣材料有纤维素类如羟丙甲纤维素(HPMC)、羟丙纤维素(HPC);丙烯酸树脂类如 Eudragit E100、Eudragit EPO 等。微丸包衣常采用流化床,其具有自动化程度高、包衣速度快、时间短、整个包衣过程在密闭容器中进行、无粉尘等优点。但要注意平衡干燥效率和喷液效率的关系,需找到最适包衣成膜的物料温度。

二、实验目的

(1)掌握挤出滚圆法制备微丸的常见工艺过程。
(2)熟悉采用流化床微丸包衣的工艺。

三、实验内容

1. 处方   如表 22-1 所示。

表 22－1　对乙酰氨基酚(扑热息痛)微丸的处方

丸芯处方	用量	成分	用量
对乙酰氨基酚 HPMC E5	2.5 kg 0.04 kg	微晶纤维素	2.5 kg
包衣液处方①			
HPMC E5 纯化水	10 g 500 mL	PEG 400	2 g
包衣液处方②			
Eudragit EPO PEG 400	50 g 2 g	滑石粉 乙醇	25 g 350 mL

2. 制备

(1) 制软材。将 HPMC E5 溶解于适量水中,配制成 2%浓度的黏合剂。称取处方量对乙酰氨基酚和微晶纤维素,与适量黏合剂溶液混合均匀,制软材。

(2) 挤出。本实验参考参数为:筛网孔径 1.2 mm,给料速度 20~30 r/min,挤出速度 20~30 r/min,可根据操作过程中具体情况进行适当调节。

(3) 滚圆。操作参考参数为:高转速 500~650 r/min,约 1 min;低转速 300~400 r/min,2~3 min,可根据操作过程中具体情况进行适当调节。

(4) 干燥。经挤出滚圆制备的微丸在 50℃下恒温干燥 2 h 左右,使其具有一定的机械性能,控制微丸中水分含量便于质量控制和进一步加工。

(5) 整粒分级。将不同孔径的筛网,按孔径从小到大依次由下往上放置,将干燥后的微丸置于筛网中,保持水平方向过筛 3 min。依次收集不同筛网上的微丸,称重,计算百分比。

(6) 包衣。采用 HPMC 和 Eudragit EPO 进行包衣。称取 10 g HPMC E5 和 2 g PEG 400,加纯化水至 500 mL,300 r/min 机械搅拌 20 min,备用。将制得的含药微丸 500 g 置于流化床内,采用蠕动泵控制喷液的速度进行包衣,包衣速率为 10 g/min,雾化压力为 1 500 mbar(1 bar＝10^5 pa),进风风量为 40 m^3/h,进风温度为 60℃,包衣增重 8%。另将 50 g EPO 包衣材料缓慢倒入乙醇中,搅拌溶解形成透明的溶液。将 25 g 滑石粉和 2 g PEG 400 在乙醇中匀化,加入 EPO 溶液中,继续搅拌 30 min。将形成的包衣液过 100 目筛,参照上述参数进行包衣,包衣增重 10%。

3. **溶出度测定** 称取相当于对乙酰氨基酚 200 mg 的包衣微丸,采用桨法测定溶出度。转速 50 r/min,温度 37℃,溶出介质 pH 6.8 磷酸二氢钾 900 mL,分别在 30 s、1 min、2 min、5 min、15 min 和 45 min 取样,过 0.45 μm 的微孔滤膜,弃去初滤液,取续滤液用溶出介质稀释到适宜的浓度,采用紫外可见分光光度计于 257 nm 测定吸光度。另配浓度范围 10~120 μg/mL 的标准品溶液,建立标准曲线,根据标准曲线计算样品的浓度,计算微丸的累积溶出百分比。

四、结果与讨论

(1) 记录干燥整粒后微丸分级的结果,计算各粒径段微丸的比例。

(2) 记录吸光度数据,并计算药物的溶出度。

表 22 - 2   对乙酰氨基酚微丸的溶出度测定数据

指标	取 样 时 间					
	30 s	1 min	2 min	5 min	15 min	45 min
吸光度/A						
C(μg/mL)						
累积溶出百分比(%)						

五、思考题

(1) What is the purpose of coating with Eudragit EPO?

(2) 分析两种包衣材料形成完整包衣膜的机制。

实验二十三 | 静脉注射脂肪乳剂的制备

一、预习要点

静脉注射脂肪乳剂(intravenous lipid emulsion)是以植物油(主要成分

为脂肪酸甘油三酯)、磷脂乳化剂、等渗调节剂和注射用水制成的稳定的 O/W 型乳剂。依其临床应用不同,可分为营养型脂肪乳和载药型脂肪乳。

营养型脂肪乳是一种浓缩的高能量肠外营养液,不含活性药物,仅仅作为危重患者的肠外营养治疗必需品,供静脉注射,能完全被机体代谢与利用。它具有体积小、能量高、对静脉无刺激等优点。20%的静脉注射脂肪乳 1L 相当于 5%葡萄糖输液 10L 的热量,与氨基酸输液、维生素及电解质适当配合,是一种比较理想的静注营养剂。其制备和临床应用已有 50 多年的历史。

载药型脂肪乳是将脂肪乳作为难溶性药物的体内递送载体,其是在营养型脂肪乳基础上发展起来的新型载药系统。与其他微粒给药系统相比,载药脂肪乳具有许多独特的优点,如作为油相和乳化剂的精制植物油和卵磷脂对人体无毒,安全性好;可以使用现有营养型脂肪乳的生产线进行工业化大生产;能够耐受高压蒸汽灭菌;具有长期物理稳定性,室温储存甚至可达 2 年;载药量较脂质体高。已上市的载药脂肪乳注射剂包括地西泮、丙泊酚、全氟碳、依托咪酯、前列地尔、复合脂溶性维生素及棕榈酸地塞米松等静脉注射脂肪乳剂。

制备此种乳剂的关键是选用高纯度的原料,包括毒性低、乳化能力强的乳化剂,并采用合理的处方、严格的制备技术和合适的设备,制得油滴大小适宜、粒度均匀、稳定的乳状液。

原料油一般选用植物油,如大豆油、红花油、橄榄油及鱼油等,所用油必须精制,符合注射用油质量控制标准。静脉注射用脂肪乳的乳化剂常用的有蛋黄卵磷脂、大豆磷脂及普朗尼克 F-68(pluronic F-68)等,其中蛋黄卵磷脂使用最广泛,其主要成分为磷脂酰胆碱和磷脂酰乙醇胺,同时含有少量的磷脂酸、磷脂酰甘油和磷脂酰肌醇等。由于蛋黄卵磷脂极不稳定,应在一20℃条件下保存,有效期 6 个月,现购现用。甘油在处方中用作等渗调节剂,也可选用山梨醇,但不能用氯化钠、葡萄糖等常用的等渗调节剂,以免影响乳剂的分散度。

静脉注射脂肪乳剂除应符合注射剂项下各规定外,还应符合以下条件:①乳滴的粒度 90%应在 1μm 以下,不得有大于 5μm 的乳粒;②成品能耐受高压灭菌,在储存期内乳剂稳定,成分不变;③无不良反应,无抗原性,无降压作用和溶血反应。因此,成品应测定粒度及粒度分布,并进行热原试验、降压试验、油及甘油含量、过氧化值、游离脂肪酸、溶血磷脂酰胆碱和溶血磷脂酰乙醇胺、渗透压、pH 值等质量检查项目。

二、实验目的

(1) 掌握高压乳匀机制备静脉注射脂肪乳剂的工艺。

(2) 了解静脉注射脂肪乳剂的评价指标。

三、实验内容

(一) 营养型脂肪乳

1. **处方**　如表 23 - 1 所示。

表 23 - 1　营养型脂肪乳的处方

成分	用量	成分	用量
精制大豆油	50 g	注射用甘油	11. 25 g
蛋黄卵磷脂	6 g	注射用水	加至 500 mL
0. 1 mol/L NaOH	适量		

2. **制备**

(1) 油相和水相的配制:称取处方量的精制大豆油、蛋黄卵磷脂于烧杯中,水浴加热至 65℃,在氮气流下,保温、搅拌溶解,作为油相;量取 430 mL 注射用水置另一烧杯中,加入甘油,搅拌混匀,保温于 70℃,作为水相。

(2) 初乳制备:将油相恒速加入水相中,高剪切搅拌器 10 000 r/min 剪切 10 min 制得初乳,定容至 500 mL。

(3) 脂肪乳制备:将初乳立即转入高压乳匀机中,通氮气,600 bar 高压匀化 6 次(具体次数通过粒径监测确定),形成<1 μm 的稳定乳滴。采用 0. 1 mol/L NaOH 调节乳剂 pH 至 9. 2 左右。

(4) 过滤和灌封:将制得的脂肪乳经 1. 2 μm 微孔滤膜过滤,并灌装于

100 mL 玻璃瓶中,充氮气,加橡胶塞及压铝盖。

（5）灭菌：将物品置于旋转式灭菌柜中,121℃旋转灭菌 12 min。缓慢冲入冷水,逐渐冷却,置于 4～10℃储存。

3. 质量检查 按《中国药典》规定的项目与指标进行检查,应全部符合要求。为便于实验操作,本部分选择乳滴粒径、乳剂稳定常数两个指标进行检查。

（1）乳滴粒径：在显微镜下观察制得的脂肪乳形态,并通过激光衍射粒度仪测定乳滴粒径分布,大于 5 μm 的乳粒加权总体积不得超过油相体积的 0.05%。

（2）乳剂稳定常数：取制得的静脉注射脂肪乳样品 3 mL 置于 5 mL 离心管中,4 000 r/min 离心 10 min,取出离心管,小心移除上端 2.5 mL 液体,微量取液器吸取离心管底端 50 μL 液体于 25 mL 容量瓶中,加水稀释至刻度,混匀,以水为空白在 550 nm 波长下,测定其吸光度值（A）。同法取 50 μL 原乳剂样品,稀释,定容,在同一波长下测定吸光度值（A_0）,计算乳剂的稳定常数 K_e。公式如下：

$$K_e = \frac{(A_0 - A)}{A_0} \times 100\% \qquad (23-1)$$

（二）注射用尼莫地平脂肪乳

1. 处方 如表 23-2 所示。

表 23-2 注射用尼莫地平脂肪乳的处方

成分	用量	成分	用量
尼莫地平	0.02 g	注射用甘油	2.25 g
精制大豆油	2.00 g	维生素 E	0.05 g
Miglyol 812	8.00 g	油酸	0.20 g
大豆磷脂	0.90 g	注射用水	加至 100 mL
Pluronic F-68	0.30 g		

2. 制备

(1) 初乳的制备:将尼莫地平、大豆磷脂、油酸和维生素 E 在 70℃ 搅拌溶解于大豆油和 Miglyol 812 的混合油中作为油相。另取 Pluronic F-68 和甘油 70℃ 下溶解于 85 mL 注射用水中,作为水相。在磁力搅拌、70℃ 下将水相滴加入油相中,22 000 r/min 高速搅拌 10 min,制得初乳。

(2) 高压乳匀:用 0.1 mol/L NaOH 调节初乳 pH 值至 7.5,注射用水稀释定容至处方量,转移至高压均质机中,室温条件下,以 100 MPa 压力均质 6 次。

(3) 经 0.8 μm 滤膜过滤,灌装,充氮,加橡胶塞及压铝盖。

(4) 121℃ 旋转灭菌 12 min,即得。

3. 质量检查

(1) 乳滴粒径:采用激光衍射粒度仪测定乳滴粒径及分布。

(2) K_e 的测定:量取新制初乳 3 mL 于 5 mL 离心试管中,4 000 r/min 离心 15 min,取下层液 0.05 mL,用纯化水稀释至 50 mL,在波长 500 nm 处测定吸光度(A);另取离心前的乳液 0.05 mL 同法操作测定吸光度(A_0),按式 23-1 计算乳剂的稳定常数 K_e。

(3) 相变温度的测定:取同一批尼莫地平脂肪乳样品适量,置 50℃ 水浴中保温,待样品温度恒定时,将水浴温度调至 90℃,将电导仪和温度计放入待测样品中,在一定时间记录样品的温度和电导率。以样品的温度(θ)为横坐标,电导率(λ)为纵坐标绘制电导率-温度曲线,以电导率发生变化的温度作为其相变温度。

4. 制剂注释

(1) 尼莫地平在 Miglyol 812 中的溶解度大于其在大豆油中的溶解度。当油相全部用 Miglyol 812 时,制得的乳剂外观发黄,加入少量大豆油能够改善乳剂外观。因此,选用大豆油与 Miglyol 812 质量比为 1∶4 作为混合油相。

(2) 载药脂肪乳中由于药物的加入使得乳剂更不稳定,因此需采用乳化能力更强的乳化剂。本制剂使用复合乳化剂以增强乳化效果。Pluronic F-68 中的高分子链自由舒展,能在油水界面与磷脂形成复合凝聚膜,增强了界面膜的柔韧性,使乳剂更稳定。

（3）油酸作为稳定剂的作用：双键参与形成复合凝聚膜，增大了乳化膜强度；增高乳剂表面的 ζ 电位绝对值；辅助乳化。但油酸具有溶血作用，用量不能太多。

（4）灭菌后乳剂中的乳化剂和大豆油会发生少量降解，使乳剂的 pH 值下降而显酸性，而大豆磷脂在酸性条件下不稳定，不利于乳剂的储藏。因此，实验中在高压均质前用 0.1 mol/L NaOH 将乳剂的 pH 调至 7.5，处方中加入少量的维生素 E 也有利于乳剂的稳定。

（5）一般情况下，相变温度越高，分散体系越稳定。电导率-温度曲线越光滑，分散体系的粒度越均匀。

四、实验结果

观察 2 种乳剂的外观，记录各乳剂的粒径及分布，以及稳定常数测定中的 A 及 A_0 值，填于表 23-3 中。

表 23-3　各乳剂外观、粒径分布及稳定常数（K_e）测定结果

指标	营养型脂肪乳	注射用尼莫地平脂肪乳
外观		
粒径/nm		
PDI		
A		
A_0		
K_e		

五、思考题

（1）What are the quality requirements of intravenous fat emulsions?

（2）影响静脉注射脂肪乳剂稳定性的因素有哪些？应如何从处方和制备工艺方面进行控制？

实验二十四 微囊与微球的制备

一、预习要点

微囊(microcapsule)指利用天然、半合成或合成的高分子材料(通称囊材),将固体或液体药物(通称囊心物)包裹而成的、粒径一般为 $1\sim250\,\mu m$ 的微型胶囊。若药物溶解或分散在材料中形成微小球状实体,称为微球(microsphere)。微囊的结构多是核壳型,微球则为类球形实体。药物制成微囊(球)后,具有缓释(按零级、一级或 Higuchi 方程释药)作用、提高药物稳定性、掩盖不良口味、降低胃肠道不良反应、减少复方配伍禁忌、改善药物的流动性与可压性、液态药物制成固体制剂等特点。

(一) 微囊的制备

微囊的制备方法较多,可归纳为物理化学法、化学法及物理机械法。可按囊心物、囊材的性质、设备、微囊的粒径要求等选用适宜的方法。在实验室内常采用物理化学法中的凝聚工艺制备微囊,其中复凝聚法应用较广。复凝聚法是使用两种具有相反电荷的高分子材料作囊材,将囊心物分散在囊材的水溶液中,在一定条件下,相反电荷的高分子材料互相交联,溶解度降低,自溶液中凝聚析出成囊。其工艺流程如图 24-1 所示。

本实验采用复凝聚工艺制备液状石蜡微囊,以液状石蜡为囊心物,明胶-阿拉伯胶为囊材,水为介质。阿拉伯胶为多聚糖,分子链上含有 —COOH 和 —COO$^-$,荷负电。明胶系蛋白质,在水溶液中分子链上含有 —NH$_2$ 与 —COOH 及相应解离基团 —NH$_3^+$ 与 —COO$^-$,但其含正、负离子的多少,与等电点 pI 及介质 pH 值有关。当 pH 值<pI 时,—NH$_3^+$ 数目多于 —COO$^-$;当 pH 值>pI 时,—COO$^-$ 数目多于 —NH$_3^+$,A 型明胶在 pH 4~4.5 时,其正电荷达最高量。因此,当液状石蜡分散其中时,调节溶液 pH 至 4~4.5,明胶正电荷达最多,与荷负电的阿拉伯胶互相交联,自溶液中凝聚析出成囊。

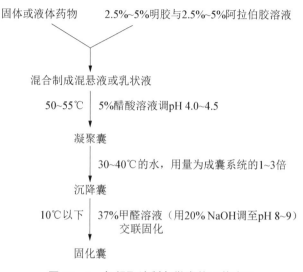

图 24-1 复凝聚法制备微囊的工艺流程

为防止微囊变形及粘连,可将微囊固化。固化方法根据囊材性质加以选择。当采用明胶作为囊材时,一般降低温度达到明胶冻点以下加入甲醛,使囊材变性为不可逆性的微囊。为增加甲醛与明胶的交联作用,可调节 pH至 8~9。

(二) 微球的制备

微球的主要类型有明胶微球、白蛋白微球、淀粉微球及聚合物微球等。采用可生物降解和生物相容性好的聚合物材料制备的微球具有良好的缓释特性。因此,聚合物微球已经成功应用于临床。一些典型的品种包括醋酸亮丙瑞林微球、艾塞那肽微球、奥曲肽微球及利培酮微球等。

微球的制备方法与微囊类似,可根据材料和药物的性质不同采用不同的制备方法。其中,液中干燥法是研究最早、应用范围最广的一种聚合物微球制备方法,且工艺简单。其制备工艺包括乳化和干燥两个过程,即将含药物和聚合物材料的有机溶液与含乳化剂的水相混合,形成稳定的 O/W 型乳状液;抽真空或加热挥发除去有机溶剂,聚合物材料固化形成微球,而药物分散在微球骨架中;过滤,收集微球,洗涤、干燥,即得。

二、实验目的

(1) 通过液状石蜡微囊的制备,掌握复凝聚法制备微囊的工艺。

(2) 掌握液中干燥法制备微球的工艺过程。

(3) 了解微囊(球)制剂的质量评价。

三、实验内容

(一) 液状石蜡微囊的制备

1. 处方   如表 24-1 所示。

表 24-1   液状石蜡微囊的处方

成分	用量	成分	用量
液状石蜡	5.0 g	醋酸(5%、36%)	适量
阿拉伯胶	5.0 g	NaOH(20%)	适量
明胶(A 型)	5.0 g	纯化水	适量
甲醛(37%)	2.5 mL		

2. 制备

(1) 明胶溶液的制备:称取明胶 5.0 g,用纯化水适量浸泡溶胀后,加 60℃纯化水至 100 mL,搅拌溶解即得。

(2) 液状石蜡乳的制备:称取阿拉伯胶 5.0 g 溶于 100 mL 60℃纯化水中,加入液状石蜡 5.0 g,于高速搅拌机中快速乳化 1 min。

(3) 微囊的制备:将液状石蜡乳转入 500 mL 烧杯中,置于 50℃恒温水浴中保温,另取上述明胶溶液在搅拌下加入烧杯中,先用 36%醋酸调节,再用 5%醋酸微调 pH 至 4.1 左右。于显微镜下观察微囊形成,但此时囊形不圆,大小不一。加入约 30℃的纯化水 400 mL 稀释,显微镜下观察微囊形态圆整。将烧杯置于冰浴中不停搅拌使内容物冷却至 10℃以下,加入 37%甲醛 2.5 mL(用纯化水稀释 1 倍),搅拌 15 min,用 20%NaOH 溶液调节 pH 至

8～9,继续搅拌冷却约 1 h,静置至微囊沉降完全。倾去上清液,过滤,微囊用纯化水洗至无甲醛气味、pH 中性,抽干即得。

3. 操作注意

(1) 复凝聚工艺制成的微囊不可室温或低温烘干,以免黏结成块。欲得固体,可加辅料制成颗粒。欲得其他微囊剂型,可暂混悬于纯化水中。

(2) 操作过程中所用水均系纯化水,否则因有离子存在可干扰凝聚成囊。

(3) 制备微囊的搅拌速度应以产生泡沫最少为度,必要时可加入几滴戊醇或辛醇消泡,可提高收率。在固化前切勿停止搅拌,以免微囊粘连成团。

(二) PLGA 微球的制备

1. 外水相的制备　称取 1 g PVA 粉末,加至 100 mL 纯化水中,不断搅拌,使其完全溶解,制得 1% PVA 溶液。

2. 油相的制备　称取 200 mg PLGA 溶于 5 mL 二氯甲烷中,形成油相。

3. 空白 PLGA 微球的制备　将油相加入 10 mL 1% PVA 水相中,高剪切(1 000 r/min)3 min,转至通风橱中,400 r/min 搅拌 4 h 挥发尽有机溶剂。过滤,纯化水润洗微球,干燥,即得。

(三) 微囊(球)的评价

1. 形态　采用光学显微镜观察微囊或微球的形态。微囊(球)应为圆整球形或椭圆形的封闭物。

2. 粒径及分布　通过激光衍射粒度仪测定微囊(球)的粒径及其分布。

3. 包封率与载药量　利用有机溶剂提取微囊(球)中的药物,测定其含量,按下式可计算微囊(球)的包封率与载药量:

$$包封率 = \frac{微囊(球)中所含药物}{投药量} \times 100\% \qquad (24-1)$$

$$载药量 = \frac{微囊(球)中所含药物}{微囊(球)的总重} \times 100\% \qquad (24-2)$$

4. 释药速率　可按《药典通则》中释放度测定方法进行测定。

四、实验结果

（1）在显微镜下观察制得的微囊（球）的形态，并拍照。

（2）微囊（球）的粒径大小及其分布结果。

五、思考题

（1）微囊（球）的形状及大小与哪些因素有关？

（2）What are the characteristics of microcapsules/microspheres?

（3）用明胶-阿拉伯胶复凝聚法制微囊时为什么用酸性明胶（A 型）为宜？

实验二十五 ｜ 脂质体的制备与质量评价

一、预习要点

（一）脂质体的概述

脂质体（liposome）是以磷脂及其他附加剂为膜材制成的，具有双分子层结构的封闭囊泡，在囊泡内水相和双分子膜内可以包裹多种药物，类似于超微囊结构。脂质体根据结构可分为 3 类：①小单室脂质体（SUV），粒径为 20～50 nm；②大单室脂质体（LUV），粒径一般大于 100 nm；③多室脂质体（MLV），是双分子脂质膜与水交替形成的多层结构囊泡，显微镜下可观察到如洋葱断面或人手指纹的多层结构，粒径一般为 100 nm～5 μm。

制备脂质体的膜材料主要为类脂成分，常用的是磷脂和胆固醇。磷脂的分子结构中有两条较长的疏水烃链和一个亲水基团，磷脂在水中定向排列，其亲水基团面向两侧的水相，疏水烃链彼此缔合为双分子层，形成脂质体膜。胆固醇也是两亲性物质，能镶嵌入磷脂双分子层，羟基基团朝向亲水面,脂肪族链朝向并平行于磷脂双分子层中心的烃链,用于调节膜的流动性并稳定脂质体结构。常用的制备脂质体的磷脂包括合成磷脂和天然磷脂,天然磷脂如氢化磷脂酰胆碱等;合成磷脂如二棕榈酰磷脂酰胆碱、二硬脂酰磷脂酰胆碱及二硬脂酰磷脂酰乙醇胺等。另外,也可加入负电荷磷脂或正电荷磷脂(如磷脂酰甘油、磷脂酸、DOTAP 等),以改变脂质体的表面电荷,从而改变脂质体的包封率、稳定性、体内分布等其他相关性质。

(二) 脂质体的制备方法

脂质体的制备方法有多种,包括薄膜分散法、注入法、逆相蒸发法、冷冻干燥法及主动载药法等,可根据药物的性质或需要进行选择。

1. **薄膜分散法**　为经典的脂质体制备方法,可形成多室脂质体,经超声、过膜挤压或高压均质等方法处理后得小单室脂质体。此法操作简便,脂质体结构典型,但包封率较低。

2. **逆相蒸发法**　将磷脂等膜材料溶于有机溶剂中(如氯仿、二氯甲烷等),再按一定比例与含药的缓冲液混合、乳化,然后减压蒸去有机溶剂即可形成脂质体。该法适合水溶性药物和大分子活性物质等。

3. **主动载药法**　通过脂质体内外水相的不同离子或化合物梯度进行载药,主要有 pH 梯度法和硫酸铵梯度法。通常适合于有机酸或有机碱药物的包封。

(1) pH 梯度法:首先采用薄膜分散或逆相蒸发法等制备空白脂质体,然后调节脂质体外水相 pH 使药物呈分子状态,药物分子穿透脂质膜进入内水相而解离为离子状态,使药物包裹于脂质体内部(图 25 - 1)。

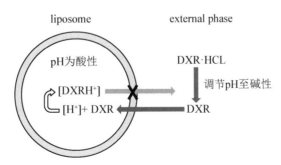

图 25 - 1　pH 梯度法载药原理[以盐酸多柔比星(阿霉素)为例]

（2）硫酸铵梯度法：在空白脂质体制备时采用硫酸铵溶液作为水合介质，然后将脂质体外相的硫酸铵溶液透析除去，使脂质体膜内外形成硫酸根离子的梯度，将药物溶解在外水相中，药物扩散进入脂质体内部与硫酸根离子形成难溶性胶态沉淀。该方法已应用于多柔比星脂质体的工业化制备（图 25 - 2、25 - 3）。

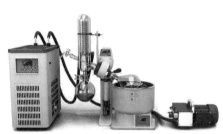 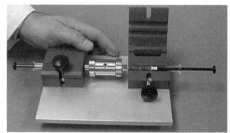

图 25 - 2　制备脂质体时使用的旋转蒸发仪 图 25 - 3　脂质体膜挤出器（liposome extruder）

（三）脂质体的质量评价

1. 粒径及形态　脂质体的粒径通常采用动态光散射法测定，常用 Z 均粒径表示，并以多分散系数（polydispersion index，PDI）表示脂质体粒径分布。

脂质体粒径小，需采用电子显微镜观察其形态。可用磷钨酸或醋酸铀对脂质体进行负染，然后在透射电镜下观察脂质体形态。

2. 包封率（entrapment efficiency，EE）　指包入脂质体内的药物量与体系总药物量的百分比。包封率是衡量脂质体内在质量的一个重要指标。

$$EE = W_e/W_t \times 100\%$$
（25 - 1）

式中，W_e 表示包封于脂质体的药量；W_t 表示脂质体体系中的总药量。

测定包封率需要分离载药脂质体和游离药物，常用的分离方法有凝胶柱过滤法（图 25 - 4）、超速离心法、超滤法、透析法及鱼精蛋白沉淀法等。

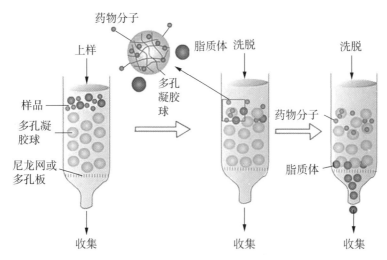

图 25‑4　凝胶柱滤过法分离脂质体和游离药物示意图

3. **体外释放**　通常采用透析法研究脂质体的体外释放行为,透析袋为半透膜,脂质体由于粒径较大无法穿过,而药物分子较小可穿过半透膜进入释放介质中,从而将脂质体和释放的药物分开。通过检测释放介质中的药物浓度计算药物累积释放量。

二、实验目的

(1)掌握薄膜分散法和 pH 梯度法制备脂质体的工艺。
(2)掌握动态光散射法测定脂质体粒径。
(3)掌握葡聚糖凝胶柱测定脂质体包封率的方法。
(4)熟悉透析法评价脂质体释放的过程。

三、实验内容

(一) 多柔比星脂质体的制备(主动载药法)

1. **处方**　如表 25‑1 所示。

表 25-1 多柔比星脂质体的处方（主动载药法）

成分	用量	成分	用量
盐酸多柔比星	5 mg	二氯甲烷	10 mL
大豆磷脂	250 mg	柠檬酸缓冲液(pH 4.0)	10 mL
胆固醇	50 mg		

2. 制备

（1）空白脂质体的制备（薄膜分散法）。

1）成膜：准确称取处方量的大豆磷脂和胆固醇置于 250 mL 茄形瓶中，加入 10 mL 二氯甲烷溶解完全，将茄形瓶安装到旋转蒸发仪上，40℃水浴、抽真空旋转蒸发形成薄膜。

2）水合：将 10 mL 柠檬酸缓冲液(pH 4.0)加入茄形瓶中，于 40℃水浴下水化 30 min，得粗脂质体。

3）挤出：将粗脂质体通过挤出器多次挤出得粒径约为 100 nm 的单室脂质体。所选滤膜孔径分别为 400 nm、100 nm 和 50 nm。

（2）pH 梯度载药：将处方量的盐酸多柔比星用 200 μL 水溶解，加入 10 mL 空白脂质体混悬液中，然后用 1 mol/L NaOH 或 1 mol/L HCL 溶液调节 pH 至 7.4。将该溶液置于 40℃水浴中孵育 30 min，即得多柔比星脂质体。

(二) 多柔比星脂质体的制备（逆相蒸发法）

1. 处方 如表 25-2 所示。

表 25-2 多柔比星脂质体的处方（逆相蒸发法）

成分	用量	成分	用量
盐酸多柔比星溶液(1.5 mg/mL)	2 mL	氯仿甲醇(2∶1)混合溶剂	10 mL
大豆磷脂	250 mg	0.01 mol/L PBS(pH 6.5)	适量
胆固醇	50 mg		

2. 制备

（1）PBS 的配制：取 0.01 mol/L KH_2PO_3 68.5 mL 和 0.01 mol/L K_2HPO_3 31.5 mL，混匀，即得 0.01 mol/L PBS(pH 6.5)。

（2）初乳制备：称取处方量的大豆磷脂和胆固醇于烧杯中，加氯仿甲醇（2∶1）混合液 10 mL 溶解后移至茄形瓶中，加入 2 mL 多柔比星溶液，超声 4 次，每次 30 s，形成 W/O 初乳。

（3）形成脂质体：将初乳置于旋转蒸发仪中，减压蒸发除去有机溶剂，再加入适量 0.01 mol/L 的 PBS，继续旋转蒸发 40 min，得脂质体。

(三) 多柔比星脂质体的质量评价

1. 粒径及 ζ 电位　用去离子水将制得的脂质体稀释 10 倍，取 0.5 mL 样品，沿聚苯乙烯样品池壁缓慢加入，避免产生气泡。样品池置于 Malvern 激光粒度测定仪中，平衡 30 s，测定其粒径、PDI 和 ζ 电位，每个样品重复测定 3 次，粒径结果以 Z-average 粒径表示。

2. 包封率

（1）标准曲线制定：用 0.01 mol/L PBS 配制浓度为 0.5、1、2、5、10 μg/mL 的多柔比星溶液，采用荧光分光光度计（激发波长 480 nm，发射波长 580 nm）测定其荧光强度，以荧光强度对多柔比星溶液浓度作图，制备标准曲线。

（2）葡聚糖凝胶柱的制备：称取 Sephadex 葡聚糖凝胶 10 g 放入烧杯中，加入 250 mL 水，浸泡过夜，充分溶胀。将凝胶搅拌混悬均匀倒入玻璃柱中，将多余水排出，静置使凝胶颗粒充分沉降。凝胶柱总长维持在 20 cm 左右。

（3）包封率测定：首先将 200 μL 空白脂质体缓慢加入凝胶柱顶端，用去离子水充分洗脱，使凝胶柱对脂质体的吸附达到饱和。取 200 μL 多柔比星脂质体，缓慢滴加到凝胶柱上，用去离子水以 1 mL/min 的流速洗脱，每 0.5 mL 收集 1 份，连续收集 40 份，10% Triton-100 对收集的洗脱液彻底破乳，去离子水稀释后通过荧光分光光度计测定荧光强度，根据标准曲线计算多柔比星的量，绘制洗脱曲线，通过洗脱曲线计算脂质体中包载的多柔比星量 W_e。另取 200 μL 脂质体，加入 10% Triton-100 对脂质体彻底破乳，去离子水稀释至 25 mL,测定荧光强度,根据标准曲线计算多柔比星的总量 W_t,根据公式 25 - 1 计算多柔比星脂质体的包封率。

3. **体外释放研究** 取 1.0 mL 多柔比星脂质体至分子量为 14 000 的透析袋中扎紧,置于 200 mL pH 7.4 PBS 的三角瓶中,37℃连续振荡 8 h,分别在 0.5、1、2、4、6 和 8 h 取样 5 mL(同时补充同体积释放介质),通过荧光分光光度计测定荧光强度,根据"包封率测定"项下的标准曲线计算多柔比星浓度(超出标准曲线浓度范围的点稀释后测定),进一步计算其累积释放量。

操作注意:

(1) 薄膜分散法制备空白脂质体时,应准确称量,并按规定温度将溶剂蒸发除尽。另外,控制好旋转蒸发仪的旋转速度和真空度,以便成膜均匀。

(2) 使用旋转蒸发仪进行减压蒸发时,要防止水循环真空泵的水倒灌。

(3) 利用 pH 梯度法载药时,要精密调节外相的 pH 值。

(4) 逆相蒸发制备脂质体时,应注意乳化充分,水浴温度和真空度要控制适当,有机溶剂要充分除去。

(5) 充填凝胶柱时需注意不能混入气泡;凝胶柱洗脱时,要避免水流干。

(6) 体外释放研究中,应注意扎紧透析袋,防止脂质体漏出。

四、实验结果

(1) 记录动态光散射方法测得的脂质体粒径、电位、PDI 及粒径分布图。

(2) 绘制凝胶柱洗脱曲线,并计算包封率。

(3) 绘制累积释放曲线。

表 25 - 3 脂质体的性质汇总

脂质体	粒径	PDI	电位	包封率
空白脂质体				
pH 梯度载药				
逆相蒸发法				

五、思考题

（1）Please discuss the factors that affect the formation of liposomes.

（2）请分析两种不同多柔比星脂质体制备方法载药的机制和包封率的差异。

（3）请列出其他脂质体包封率的测定方法，并讨论其优缺点。

实验二十六 ｜ 青霉素钾盐稳定性加速试验

一、预习要点

青霉素钾盐在水溶液中被迅速破坏，残余未破坏的青霉素钾盐可用碘量法测定，即先用碱处理，生成青霉噻唑酸，后者可被碘氧化，过量的碘则用硫代硫酸钠回滴，反应方程式如图 26 - 1 所示。

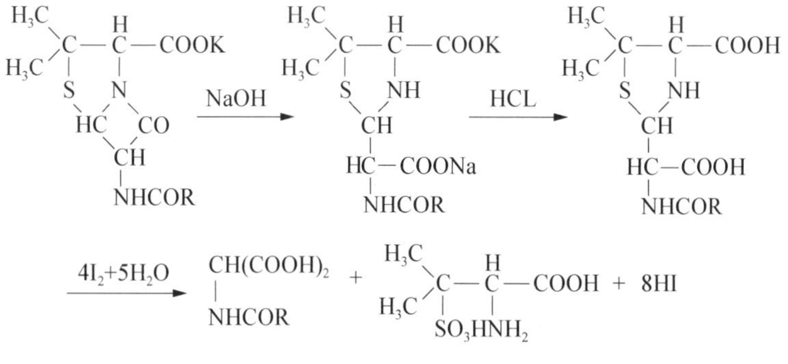

图 26 - 1　碘量法测定青霉素钾盐的原理

随着青霉素钾盐溶液放置时间延长，残余未破坏的青霉素钾盐越来越少，故碘液消耗量也相应减少。根据碘液消耗量（毫升数，为残余青霉素钾盐浓度的函数）的对数对时间作图，如为一条直线，即表明青霉素钾盐溶液的破坏为一级反应。因这个反应与 pH 有关，故实际上是一个伪一级反应。

一级反应的反应速度方程如下：

$$\lg C = \frac{-kt}{2.303} + \lg C_0 \qquad (26-1)$$

由式 26-1 的斜率可求出实验温度的反应速度常数。在稳定性加速试验中，为了较快得到药物的半衰期、有效期等参数，经常在较高温度下进行试验，根据试验中得到高温下的反应速度常数，再外推出室温的反应速度常数。

反应速度常数与温度的关系符合 Arrhenius 方程：

$$\lg k = \lg A - \frac{Ea}{2.303R} \cdot \frac{1}{T} \qquad (26-2)$$

将反应速度常数的对数对反应温度（绝对温度）的倒数作图，从图中即可求出室温时的反应速度常数，由此可计算得到室温时的半衰期（$t_{0.5}$）与有效期（$t_{0.9}$）。计算公式如下：

$$t_{0.5} = \frac{0.693}{k} \qquad t_{0.9} = \frac{0.1059}{k} \qquad (26-3)$$

二、实验目的

初步了解采用化学动力学测定药物稳定性的方法。

三、实验内容

1. **操作步骤**　称取青霉素钾盐 70~75 mg 于 100 mL 干燥容量瓶中，用 pH 4.0 的枸橼酸-磷酸氢二钠缓冲液（预热）溶解，并稀释至刻度。将此容量瓶悬于恒温水浴中，立即用 5 mL 移液管吸出溶液 2 份，每份 5 mL，分别置于碘量瓶中，并同时记录吸液时间。以后每隔一定时间吸液一次，方法同上。

每次吸液后立即按如下方法进行含量测定：向一个盛有 5 mL 检液的碘量瓶中（此瓶称为检瓶）加入 1 mol/L NaOH 5 mL，放置 15 min，再加入

1 mol/L HCL 5 mL、醋酸缓冲液 10 mL,摇匀,精密加入 0.01 mol/L 碘液 10 mL,在暗处放置 15 min,立即用 0.01 mol/L 硫代硫酸钠溶液回滴,以 2 mL 淀粉试剂为指示剂,滴至蓝色消失,消耗的硫代硫酸钠溶液的毫升数为 b。

　　向另一个盛有 5 mL 检液的碘量瓶中(此瓶称为空白)加入醋酸缓冲液 10 mL,摇匀,精密加入 0.01 mol/L 碘液 10 mL,暗处放置 15 min,立即用 0.01 mol/L 硫代硫酸钠溶液回滴,消耗的硫代硫酸钠溶液的毫升数为 a。$(a-b)$ 即为检品实际消耗碘液的毫升数。

　　实验温度选择 30℃、35℃、40℃、45℃ 4 个温度。吸液时间视温度而定,温度高,吸液间隔时间宜短。一般实验温度为 30℃,2 次吸液时间间隔为 1 h;35℃间隔 30 min;40℃间隔 20 min;45℃间隔 10 min。

　　2. 操作注意

　　(1)青霉素受特殊酸碱催化,水解反应速度与 pH 有关,在酸性条件下水解生成青霉酸,产物会降低溶液的 pH 值,加快水解反应的速度。为避免药液 pH 变化带来的影响,故用 pH 4.0 缓冲液来保持反应过程中 pH 为恒定值。

　　(2)青霉素钾盐在 pH 4.0 时的分解产物青霉烯酸也要消耗碘液,残余的原药被碱破坏生成青霉噻唑酸也耗碘。因此,在测定青霉噻唑酸时要做空白扣除青霉烯酸耗用的碘量。

　　(3)碘量法滴定不能在较强的碱性条件(pH>10.6)下进行,否则 I_2 能与强碱发生自氧化还原反应。

　　(4)淀粉指示液不宜在滴定开始时加入,应在滴定快接近终点时加入。因为淀粉也能把氧化剂还原,当 I_2 与淀粉较长时间吸附后,不易被硫代硫酸钠作用而褪色,影响滴定结果。

四、实验结果

　　(1)用 $\lg(a-b)$ 对时间 t(分钟或小时)作图;求出这条直线的斜率 m,求出反应速度常数 k。填于表 26-1 中。

表 26 - 1   原始数据记录($T=$)

数据记录温度	时 间
a	
b	
$a-b$	
$\lg(a-b)$	
	$m=$ $k=$

（2）用不同温度的反应速度常数的对数（即 $\lg k$）对相应温度（绝对温度）的倒数作图,用外推法求出室温时的 k、半衰期及有效期,填于表 26 - 2。

表 26 - 2   以 $\lg k$ 对 $1/T$ 作图求 25℃ 时 $t_{0.5}$、$t_{0.9}$

温度/℃	T	$1/T$	k	$\lg k$
45				
40				
35				
30				
25				

25℃时,$t_{0.5}=$ $t_{0.9}=$

五、思考题

（1）影响此实验结果的主要因素有哪些?

（2）How to determine the expiration date of drug preparations?

实验二十七│萘普生钠大鼠肠吸收动力学实验

一、预习要点

　　口服给药是最常见且最方便的给药方式,药物口服后主要在胃肠道吸收。一种药物能否口服吸收,主要取决于其本身的理化性质,其次是药物的膜转运和吸收机制,以及影响药物吸收的生理因素、物理化学因素和剂型因素。探明药物在肠道各区段的吸收动力学特征、吸收部位及吸收机制对于确定合理的临床给药方案及指导各种制剂的处方设计,尤其是缓控释制剂的处方设计具有重要意义,是口服药物开发的重要环节。吸收部位的研究可以通过离体、在体、体内、Caco - 2 细胞模型法等多种方法进行,其中Caco - 2 细胞模型及在体肠灌流模型为美国食品药品监督管理局批准的两种药物筛选模型。

　　从可靠性角度来说,毋庸置疑,人体内研究最能说明药物吸收的实际情况,但人体内方法费用昂贵,测定设备要求高,目前不易做到。而离体实验破坏了肠管真实的生存环境,实验结果与实际吸收可能产生较大误差。因此,目前在体实验方法应用较多,已形成多种方案,如肠管插管、肠段结扎、肠血管灌流及肠肝血管灌流等,对于不同性质的药物可通过适当调整实验方案进行研究。其中,在体肠灌流法因优点众多而被广泛应用。在体肠灌流法不切断血管及神经,保证了肠道循环、神经及内分泌系统的完整性,同时也保证了血液和淋巴液供应,并且排除了胃内容物、胆汁及消化道固有运动的生理影响,能够较真实地反映药物经小肠吸收情况。因此,在研究肠道吸收的方法中,此法被认为是最简易、与人体肠道吸收最相似、相关性最强的评价吸收的方法。

本实验采用在体肠灌流法考察萘普生钠在大鼠空肠的吸收动力学,获得其吸收动力学特征,从而为萘普生钠口服制剂的设计提供生物药剂学依据。

二、实验目的

(1) 了解大鼠在体肠灌流吸收实验测定药物肠吸收动力学的方法。

(2) 考察萘普生钠在肠道空肠段的吸收动力学特征。

(3) 分析萘普生钠在肠道的吸收机制。

三、材料与仪器

日立 U - 2900 型双光束紫外可见光分光光度计和石英比色杯,蠕动泵,乳胶管,电热恒温水浴锅;100 mL 容量瓶,50 mL 容量瓶,10 mL 容量瓶,移液管 1、2、5、10 mL 若干,具塞试管若干,微孔滤膜若干,5 mL 注射器若干;大鼠固定装置;小动物手术用加热垫及肛温计;手术剪、手术镊、眼科剪、眼科镊各 1 把并预先用酒精消毒。

四、实验动物

成年雄性 SD 大鼠,体重 220 g 左右。

五、实验内容

(一) 供试液的配制

分别精密吸取萘普生钠标准储备液(1 mg/mL)5 mL 和酚红标准储备液 (200 μg/mL)10 mL,用生理盐水稀释定容至 100 mL,制得含有 50 μg/mL 萘普生钠和 20 μg/mL 酚红的供试液。

(二) 实验准备

将生理盐水及供试液预热至 37℃。灌流用插管两端削至三角形尖端,并在尖端后粘贴双面胶以便肠管固定。

(三) 大鼠在体肠管灌流

SD 大鼠于实验前禁食过夜(自由饮水),称重,10% 水合氯醛溶液腹腔注射麻醉(0.5 mL/100 g 大鼠体重),并背部固定于铺有加热垫的手术台板上,插入肛温计,保持 33～37℃ 体温,沿腹部正中线切开腹部(约 3 cm)。打开腹腔后,小心拉出一段小肠,向着向心段缓慢抽拉直至拉不动,将拉出的小肠以扇形铺开。认识小肠各个部分名称及生理特点,精确剪取 10 cm 棉线,并利用该段棉线选择 10 cm 待考察的空肠段(离幽门 15 cm 处开始),在两端剪切后插管,结扎,先用 37℃ 生理盐水以 2 mL/min 的流速冲洗肠管,利用指肚轻柔挤出内容物,直至无固体排出和生理盐水无色,再以空气段方法排出生理盐水。按图 27 - 1 装置进行肠管灌流实验。用 50 mL 供试液以 2.5 mL/min 的速度灌流,分别于灌流后 15、30、45、60、75 和 90 min 取灌流液 2.4 mL,同时补充等量的恒温供试液。灌流液经微孔滤膜过滤,取 2 份过滤液,一份 1.5 mL,另一份 0.5 mL,分别参照萘普生钠及酚红的定量检测法测定灌流液中萘普生钠和酚红的浓度。

1. 标准曲线的制备

(1) 酚红的标准曲线:称取一定量干燥至恒重的酚红至 100 mL 容量瓶中,加入 90 mL 生理盐水,轻轻摇动,至固体完全溶解,加水定容,配制成

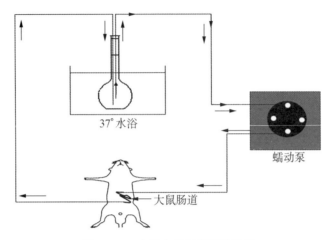

图 27 - 1　大鼠在体肠管灌流装置

200 μg/mL 的酚红储备液。分别精密吸取新鲜配制的酚红储备液 0.5、1.0、2.0、3.0 和 4.0 mL 于 10 mL 容量瓶中,用生理盐水稀释至刻度。再分别吸取系列稀释液 0.5 mL 于 10 mL 具塞试管中,加入 1 mol/L NaOH 溶液 5 mL 显色,于 550 nm 处测定吸光度($A_{550\,nm}$),以吸光度对浓度作线性回归,即得酚红的标准曲线方程。

(2) 加入酚红的萘普生钠标准曲线:精密称定干燥至恒重的萘普生钠原料 0.1 g 至 100 mL 容量瓶中,用生理盐水溶解并定容,配制成 1 mg/mL 的储备液。再分别精密吸取此储备液 0.50、1.25、2.50、3.75 和 5.00 mL 于 50 mL 容量瓶中,并分别加入 200 μg/mL 酚红溶液 5.0 mL,用生理盐水稀释至刻度,于 330 nm 处测其吸光度($A_{330\,nm}$),以吸光度对浓度作线性回归,得到加入酚红的萘普生钠标准曲线方程。

2. 萘普生钠及酚红的定量检测法　将待测样品于 330 nm 处测其吸光度,根据加入酚红的萘普生钠标准曲线方程计算样品中萘普生钠的浓度。

将待测样品加入 1 mol/L NaOH 5 mL 显色后,在 550 nm 处测其吸光度,根据酚红标准曲线方程计算样品中酚红的浓度。

(四) 操作注意

(1) 实验过程中严禁用镊子夹取肠段,以防坏死。

（2）在拉出小肠时,需注意动作轻柔,避免造成肠管血管和神经的损伤。

六、数据处理和计算

（1）根据 t_n 时间点测得的循环液中酚红浓度 $C_{n\text{酚红}}$（μg/mL）,按式 27-1 计算该时刻循环液体积 V_n（mL）：

$$V_n(\text{mL}) = \frac{1\,000 - \sum_{i=1}^{n-1} C_{i\text{酚红}} \times 2 + 20 \times 2 \times (n-1)}{C_{n\text{酚红}}} \quad (27-1)$$

（2）根据不同时间点测得的循环液中萘普生钠浓度 $C_{n\text{萘普生钠}}$（μg/mL）,计算 $0-t_n$ 时间内萘普生钠的肠段吸收量 Q_n（μg）：

$$Q_n = 2\,500 - C_{n\text{萘普生钠}} \times V_n - \sum_{i=1}^{n-1} C_{i\text{萘普生钠}} \times 2 + 50 \times 2 \times (n-1)$$

$$(27-2)$$

（3）以 $\ln Q_n$ 对 t_n 作图,线性回归计算斜率,即为萘普生钠吸收速率常数 K_a。

（4）实验数据记录与处理。

1）酚红标准曲线:将测得的 550 nm 吸光度结果填于表 27-1 中。

表 27-1 酚红标准曲线

酚红（μg/mL）	10	20	40	60	80
$A_{550\,\text{nm}}$					

2）萘普生钠标准曲线:将测得的 330 nm 吸光度结果填于表 27-2 中。

表 27-2 萘普生钠标准曲线

萘普生钠（μg/mL）	10	25	50	75	100
$A_{330\,\text{nm}}$					

3) 循环液体积的计算:根据式 27 - 1 计算各时刻循环液的体积,填于表 27 - 3 中。

表 27 - 3　循环液体积的计算

t/min	样品	$A_{550\,nm}$	$C(\mu g/mL)$	V_n/mL
15	1			
30	2			
45	3			
60	4			
75	5			
90	6			

4) K_a 的计算:根据式 27 - 2 计算各时刻萘普生钠的肠吸收量,填于表 27 - 4 中。

表 27 - 4　K_a 的计算

t/min	样品	$A_{330\,nm}$	$C(\mu g/mL)$	Q_n/mL
15	1			
30	2			
45	3			
60	4			
75	5			
90	6			
$K_a =$				

七、思考题

(1) What is the main purpose of applying phenol red in the whole experiment?

(2) 推测分析萘普生钠在肠道的吸收机制。药物的理化性质对其吸收有何影响?胃肠道 pH 值对其吸收有何影响?

(3) 如果需要设计日服一次的萘普生钠口服缓控释制剂,根据萘普生钠在肠道中的吸收动力学特征,应作哪些方面的考虑?

实验二十八 ｜ 水杨酸饱和溶液的体外透皮实验

一、预习要点

透皮给药系统(transdermal drug delivery system,TDDS)是药物从特殊设计的装置中释放,通过完整皮肤吸收,进入全身血液循环系统的控释给药剂型。药物体外透皮实验是 TDDS 开发必不可少的研究步骤,它可以预测药物透皮吸收特性,考察 TDDS 处方和工艺,筛选透皮吸收促进剂等,是保证 TDDS 有效性和安全性的前提。药物体外透皮实验是模拟药物在生理条件下的透皮过程,将经处理的不同来源的皮肤固定于扩散池上,角质层面向供给池(donor chamber)并施予药物制剂,于不同时间自接受池(receptor chamber)内取样测定药物浓度,计算透皮参数,分析药物经皮肤渗透的动力学。

皮肤由表皮、真皮、皮下组织和皮肤附属器等组成,其中表皮由角质层和活性表皮组成。角质层是大部分药物透皮吸收的限速屏障。真皮层富含毛细血管,药物扩散到达该层后很快被吸收进入血液循环。体外透皮实验常用的皮肤模型有猪皮、大鼠皮肤及裸鼠皮肤等。本实验采用裸鼠皮肤进行体外透皮实验。

体外透皮实验常采用水平扩散池、立式扩散池或者流通扩散池。其中水平扩散池通常用来研究药物的经皮吸收特性。如图 28-1 所示的 Valia-Chien 水平扩散池(简称 V-C 扩散池),左半池为供给池,右半池为接受池,离体皮肤固定于两个半池的结合部。供给池内的药物在模拟的生理条件下不断通过皮肤向接受池扩散。

药物透皮规律遵循 Fick 扩散第二定律,实验设计理论依据 3 个假设:①接受池始终处于漏槽条件;②供给池药物浓度的损失可以忽略不计,即供给池始终保持药物饱和状态;③皮肤视为均一膜。在上述假设条件下,Fick

第二定律可以简化为式 28 - 1。

$$Q = \frac{KDC_0}{h}\left[t - \frac{h^2}{6D}\right] \tag{28 - 1}$$

式中，Q 为单位面积透皮药量(mg/cm^2)；D 为药物在皮肤中的扩散系数(cm^2/h)；K 为药物在皮肤/介质中的分配系数；h 为药物在皮肤中的扩散路径(cm)；C_0 为供给池中饱和药物浓度(mg/mL)。

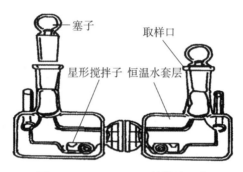

图 28 - 1　Valia-Chien 扩散池示意

以单位面积透皮药量 Q 对时间 t 作图，可得透皮曲线(图 28 - 2)。

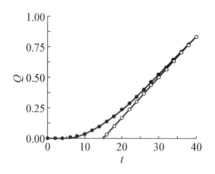

图 28 - 2　透皮曲线

在上述假设条件下，达稳态时单位面积的药物累积透皮药量 Q 与时间 t 呈线性关系。对式 28 - 1 两边取微分得直线的斜率，即为透皮速率 J，通常又称为流通量(flux)，单位为 $\mu g \cdot cm^{-2} \cdot h^{-1}$。药物的流通量与接受池中药物浓度成正比，公式如下：

$$J = \frac{\mathrm{d}Q}{\mathrm{d}t} = \frac{DK}{h}C_0 \qquad (28-2)$$

对于特定的皮肤和介质来说，D、K 和 h 均为常数，所以可以令：

$$\frac{DK}{h} = P \qquad (28-3)$$

P 即为渗透系数(permeability coefficient)，单位为 cm/s 或 cm/h，其大小由皮肤与药物的性质决定，即由 D、K 和 h 所决定，而与药物浓度无关，P 值越大，表示药物越容易透皮。

由式 28-2 和式 28-3 可推导求出 P：

$$P = \frac{J}{C_0} \qquad (28-4)$$

令式 28-1 中 $Q=0$，则直线与时间轴交点处的时间称为时滞(t_{lag})。

$$t_{\mathrm{lag}} = \frac{h^2}{6D} \qquad (28-5)$$

上述药物透皮参数的计算是以 3 个假设的理想状态为前提，因此需要仔细设计实验，使之与理想条件尽可能接近。如为了满足漏槽条件，接受液种类的选择、接受液取样体积和时间的设计等应满足接受液中药物浓度在各个取样时间点小于饱和溶解度的 20%；难溶性药物可加入增溶剂；供给池可添加药物结晶以维持药物浓度处于饱和状态。

二、实验目的

(1) 掌握体外透皮实验的操作方法。
(2) 掌握药物透皮参数的计算方法。

三、实验内容

1. **皮肤处理**　取裸鼠，用乙醚麻醉致死后，用手术剪刀剪取背部或腹部皮肤，小心剔除皮下肌肉组织，取得离体全皮。如欲获得去角质层皮肤，则可在剥离皮肤前,将裸鼠四肢固定,用封胶带均匀贴在欲除去角质层的皮肤上,然后揭去胶带,如此反复操作 30～50 次,即可除去角质层。

2. **皮肤厚度测量**　用游标卡尺先测量两片载玻片厚度,再将全皮或去角质层皮肤置于两片载玻片之间测量厚度,两者厚度差即为皮肤厚度。

3. **透皮面积测量**　用游标卡尺分别测量 V - C 水平扩散池两个半池至少 3 个方向的直径,计算扩散池口面积,取面积小的计为透皮面积。

4. **透皮装置组装**　在 V - C 水平扩散池中置入搅拌子,固定于水平透皮扩散试验仪中(图 28 - 3)。将各对扩散池的恒温水浴外套用皮管以串联方式相连,首尾端分别与循环水浴槽连成闭环,开动水浴循环,水温为(37±0.5)℃。将大鼠全皮或去角质层皮肤置于每对扩散池中间并用夹子固定,角质层面向供给池。

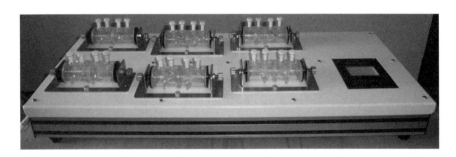

图 28 - 3　水平透皮扩散仪

5. **透皮启动**　供给池中加入 37℃的水杨酸饱和溶液 5 mL,适当添加少许水杨酸晶体以维持实验过程中供给液处于饱和状态;接受液为 5 mL 37℃纯化水,为了避免皮肤单方向承压,接受液应与供给液同步加入。两池上端取样口用橡皮塞密封以避免水分蒸发。开动搅拌,转速调节为 180 r/min。

6. **计时取样**　全皮组平衡 10 min 后开始计时,于 0.5、1、1.5、2、2.5、3 和 4 h 分别自接受池取样 1 mL,并立即补入同温纯化水 1 mL;全皮组供给池分别于第 0.5 h 和第 3 h 取样 150 μL。去角质层组自加入供给液后即刻计时,于 0.5、1、1.5、2 和 3 h 取样 2 mL,并立即补入同温纯化水 2 mL。去角质层组供给池分别于第 0.5 h 和第 3 h 取样 150 μL。

7. **紫外测定**　配制水杨酸储备液(约 500 μg/mL),精密吸取储备液

0.1、0.25、0.5、1、1.5 和 2 mL 于 25 mL 容量瓶中，用纯化水定容得到系列标准溶液。精密吸取全皮组的接受液样品 0.8 mL，用纯化水稀释至 5 mL；精密吸取去角质层组的接受液样品 1 mL，用纯化水稀释至 5 mL；精密吸取全皮组和去角质层组的供给液样品 100 μL 置于 50 mL 容量瓶中，用纯化水定容。用紫外分光光度计于 303 nm 处测定上述标准溶液和各组样品液的吸光度值，计算标准曲线方程和各组样品浓度。

四、数据处理

用标准曲线计算各组样品中水杨酸的浓度，并用下式校正取样损失：

$$C_{n校} = C_{n实} + V/V_r \sum C_{n-1实} \tag{28-6}$$

式中，$C_{n实}$ 为实测样品浓度；$C_{n校}$ 为累积样品浓度；V 为取样体积；V_r 为接受液体积。

计算单位面积的累积透皮药量：

$$Q = C_{n校} \times V_r/A \tag{28-7}$$

式中，A 为透皮面积。

以达稳态时的累积透皮药量（Q）对时间（t）作图并计算回归方程：

$$Q = kt + B \tag{28-8}$$

式中，k 为斜率，B 为截距。

进一步根据下列公式计算药物的透皮参数：J（流通量，μg/cm^{2}h）、P（透皮系数，cm/h）、t_{lag}（时滞，h）、D（扩散系数，cm^2/h）。

$$J = k \tag{28-9}$$

$$P = J/C_0 \tag{28-10}$$

$$t_{lag} = |-B/k| \tag{28-11}$$

$$D = h^2/6t_{lag} \tag{28-12}$$

式中,C_0 为供给池中药物浓度($\mu g/mL$);h 为皮肤厚度(mm)。

五、实验数据记录及实验结果

将实验过程中的测定数据和计算结果记录于下列参考表格(表 28 - 1～28 - 3)中,计算透皮参数 J、P、t_{lag} 和 D。

部位:_____, V:_____mL, V_r:_____mL

表 28 - 1   透皮面积测量和计算

扩散池	直径/cm				面积/cm²	透皮面积/cm²
	1	2	3	平均值		
供给池						
接受池						

表 28 - 2   供给池样品浓度测定和计算

样品	吸光度 A		样品浓度($\mu g/mL$)		
	1	2	1	2	平均值
全皮组供给液					
去角质层组供给液					

表 28 - 3   接受液样品浓度测定和计算

取样时间 t /h	吸光度 A	实测浓度 C_n ($\mu g/mL$)	校正浓度 $C_{n校}$ ($\mu g/mL$)	累积透皮量 Q ($\mu g/cm^2$)

六、思考题

(1) 比较裸鼠全皮和去角质层皮肤对水杨酸流通量的影响,分析水杨酸透皮的屏障层。

（2）比较水杨酸经裸鼠背部皮肤和腹部皮肤透皮参数的差异，分析差异产生的可能原因。

（3）Please evaluate whether the experimental design adheres to the concept of sink conditions. If it does not，suggest possible improvements.

实验二十九　药物与血浆白蛋白的结合实验

一、预习要点

药物进入血液后，一部分在血液中呈非结合的游离状态，一部分与血浆蛋白结合成为结合型药物。药物与血浆蛋白结合后，不能透过血管壁向组织转运，不能由肾小球滤过，也不能经肝脏代谢。只有游离的药物分子才能从血液向组织转运，并在作用部位发挥药理作用，进而被代谢和排泄。大多数酸性药物和中性药物如青霉素类主要与白蛋白结合；一些碱性药物如普萘洛尔、奎尼丁、阿米替林等可与 α_1-酸性糖蛋白或脂蛋白结合。与蛋白结合的药量和血浆中总药量的比值称为血浆蛋白结合率。

研究药物与血浆蛋白结合的实验方法主要有平衡透析法、超滤法、超速离心法和凝胶过滤法等。本实验采用平衡透析法测定华法林与人血浆白蛋白（human serum albumin，HSA）的结合率。将血浆蛋白与药物的混合液置于透析袋内，使药物与白蛋白充分结合后，进行透析。此时游离的药物分子可通过透析袋自由扩散，待扩散达到平衡时，测定透析袋外药物浓度，即可得到药物的血浆蛋白结合率。本实验同时还观测水杨酸和华法林的蛋白竞争性结合作用。华法林为抗凝血药物，表观分布容积为 0.09～0.24 L/kg，血浆蛋白结合率高达 98%～99%，属于高结合率、低分布容积的药物，此类药物容易被其他药物（如水杨酸）竞争性置换，与血浆蛋白解离，使血液中游离药物浓度剧增，导致不良反应的发生。

二、实验目的

(1) 掌握药物的蛋白结合在药物分布过程中的重要意义。

(2) 熟悉采用平衡透析法测定药物血浆蛋白结合率的操作。

(3) 了解水杨酸与华法林的蛋白竞争性结合作用。

三、实验内容

1. 供试溶液的配制

(1) PBS(pH 7.4):精密称取 1.36 g KH_2PO_4 溶于 79 mL 0.1 mol/L NaOH 溶液中,加水至 200 mL 即得浓度为 10 mmol/L 的 PBS 缓冲液作为透析介质。

(2) 50%乙醇:取无水乙醇 500 mL,加水稀释至 1 000 mL 即得。

(3) HSA 溶液(1 mg/mL):精密称取 0.025 g HSA 溶于 25 mL PBS 中,置于 4℃冰箱中保存备用。

(4) 华法林溶液(1 mg/mL):精密称取华法林 0.1 g,加 0.01 mol/L NaOH 溶液溶解,定容至 100 mL 即得。

(5) 水杨酸溶液(10 mg/mL):精密称取水杨酸 1 g,用 50%乙醇溶液稀释至 100 mL 即得。

2. 华法林-血浆白蛋白结合率的测定

(1) 华法林标准曲线的制备:精密称取华法林 60 mg,加 0.01 mol/L NaOH 溶液 100 mL 溶解。分别量取 0.1、0.2、0.3、0.4、0.5 和 0.6 mL 药液至试管中,按次序加入 0.01 mol/L NaOH 溶液 0.9、0.8、0.7、0.6、0.5、0.4 mL,以及 PBS 2 mL,混合均匀。按紫外可见分光光度法,在 320 nm 波长处测定吸光度。以吸光度对浓度进行线性回归,得到标准曲线方程。

(2) 透析袋的预处理:将透析管(MWCO 相对分子质量 3 500)剪成适当长度(10~20 cm)的小段,用手术线捆扎成袋,浸泡于纯化水中。

(3) 透析:取 HSA 溶液 0.5 mL 和华法林溶液 0.5 mL 于试管中混合,37℃静置 1 h,然后转移入透析袋中,将透析袋两端扎紧,放置于 100 mL 烧杯中,烧杯内含透析介质 69 mL。调整透析袋位置,使透析袋内外液体在同一水平,置磁力搅拌器上搅拌(30 r/min),每隔 15 min 取透析介质 2 mL,加入 0.01 mol/L NaOH 1 mL 混合均匀,于 320 nm 波长处测定吸光度值,按标准曲线方程计算游离华法林的浓度。待透析达到平衡后,计算华法林的血浆蛋白结合率(图 29 - 1)。

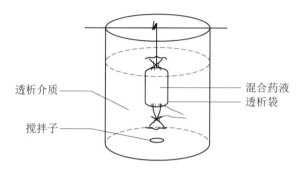

图 29 - 1　药物与血浆蛋白结合实验装置图

(4) 操作要点和注意事项:

1) 透析袋应提前 1 小时用纯化水浸泡,处理时应戴上手套。

2) 透析时应注意保持温度在 37℃,透析袋中液面应与缓冲液液面持平。

3) 透析时连续 3 个时间点测得的药物浓度相同即说明透析达到平衡。

4) 透析达到平衡的时间因药物不同而异。

3. 水杨酸对华法林蛋白结合率的影响　取 HSA 溶液 0.5 mL,华法林溶液 0.5 mL 和水杨酸 0.1 mL 于试管中混合,37℃静置 1 h 后转移入透析袋中,将透析袋放置于 100 mL 烧杯中,内含透析介质 69 mL,使透析袋内外液体在一个水平面,置磁力搅拌器上搅拌(30 r/min),每隔 15 min 取透析介质 2 mL,加入 1 mL 0.01 mol/L NaOH 混匀,按前述方法测定华法林的浓度。待透析达到平衡后,计算华法林的血浆蛋白结合率,并与未加入水杨酸时的血浆蛋白结合率进行比较。

四、实验结果与讨论

(1) 连续 3 个时间点的药物浓度相等,说明透析已达到平衡,蛋白结合率按下式计算:

$$E_b = \frac{C_t - C_f}{C_t} \tag{29-1}$$

式中,C_f 为透析平衡时游离药物浓度,C_t 为药物的总浓度。

(2) 计算各样品溶液中华法林的浓度,填入表 29-1 中。

表 29-1   水杨酸对华法林蛋白结合率的影响

时间/ min	测得华法林的浓度(μg/mL)		华法林的血浆蛋白结合率/%	
	未加水杨酸	加入水杨酸	未加水杨酸	加入水杨酸
30				
60				
90				
120				

五、思考题

(1) Describe the significance of protein binding of drugs for their distribution *in vivo*.

(2) 简述药物与血浆蛋白结合的特点及临床意义。

实验三十 | 血药浓度法测定家兔口服阿司匹林混悬剂和片剂后的药动学参数

一、预习要点

药动学的研究方法有血药浓度法、尿药浓度法和药理效应法等,具体方法的选择取决于研究目的、测定药物的分析方法和药物的药动学特征等,其中血药浓度法是药动学研究最常用的方法。

本实验的主要目的是掌握两种制剂经口服途径给予家兔后,体内 k_a、k、$t_{1/2}$、t_{max}、C_{max}、AUC_{0-t}、$AUC_{0-\infty}$ 等药动学参数的计算方法,而消除速度常数 k 与吸收速度常数 k_a 的求算最为关键。设该药物为一室模型药物,吸收、消除过程均符合一级速率,则根据血管外给药的药时关系式:

$$C = A(e^{-kt} - e^{-k_a t}) \tag{30-1}$$

$\because k_a > k$,$\therefore$当 t 充分大时,$e^{-k_a t}$ 首先$\to 0$,这时该项可忽略不计,上式可简化为:

$$C = Ae^{-kt} \tag{30-2}$$

该公式与单室模型静脉注射的药时关系式 $C = C_0 e^{-kt}$ 相似,通过这个公式可以求算消除速度常数 k。为了符合 t 充分大的要求,血管外给药求消除速度常数 k 只能取纯消除相的数据。具体方法是用曲线末尾的 3~4 组药-时数据,将 $\lg C$ 对 t 线性回归,得回归方程 $\lg C = \lg A - \dfrac{kt}{2.303}$,由直线的斜率即可求出 k。k_a 可以用残数法求算。首先将上面的回归直线外推至 Y 轴,这一段称为外推线,因为回归直线与外推线仅仅是同一条直线的不同区段,所以它们符合同一条回归方程:$C_外 = Ae^{-kt}$,只是在吸收相这一时间段其 C 值不是实验测定的数据,而是由这个方程外推得到的数据,所以用 $C_外$ 表示。将血管外药时关系式进行适当的变换:

由 $C = Ae^{-kt} - Ae^{-k_a t}$ 得 $Ae^{-kt} - C = Ae^{-k_a t}$,其中,$C$ 为实验测定数据,为便于区分,用 $C_实$ 表示,$\because Ae^{-kt} = C_外$,$\therefore C_外 - C_实 = Ae^{-k_a t}$,$C_外 - C_实$ 称为残数浓度,用 C_r 表示,即:$C_r = Ae^{-k_a t}$。

将吸收相中几个点的 $\lg C_r$ 对时间回归,同样可以得到一条直线,称为残数线,表达式为:

$$\lg C_r = \lg A - \frac{k_a t}{2.303} \tag{30-3}$$

由它的斜率就可以求出 k_a。再由 $t_{1/2} = \dfrac{0.693}{k}$，就可以求出消除半衰期和吸收半衰期。

以上方法即为残数法。在用残数法求算 k 和 k_a 时，有两个问题应注意：

(1) 用残数法求 k 时，必须符合 $k_a \gg k$，并且 t 要充分大，否则将会有较大的误差。

(2) 为了求 k_a，必须在吸收相内测定足够的数据，至少有 3 个点。

二、实验目的

(1) 通过测定阿司匹林混悬剂和片剂给药后的药动学参数，掌握血药浓度法测定药动学参数的动物实验方法。

(2) 通过本实验，掌握两种制剂经口服途径给予家兔后体内 k_a、k、$t_{1/2}$、t_{max}、C_{max}、AUC_{0-t}、$AUC_{0-\infty}$ 等药动学参数的计算方法。

(3) 通过比较两种制剂的药时曲线下面积，估算片剂相对于混悬剂的相对生物利用度。

三、实验内容

(一) 药物

阿司匹林片剂(含阿司匹林 100 mg/片，自制)；阿司匹林混悬剂(含阿司匹林 100 mg/5 mL，自制)。

(二) 实验动物

家兔，雌雄不限，体重 2～3 kg，同一批家兔体重差异最好不超过 0.2～0.3 kg。

(三) 实验方法

1. 给药方案

(1) 家兔采血方法及血样保存：家兔实验前禁食一天，采血前将其放入兔箱中,待安静后,剪去耳缘侧兔毛,暴露家兔耳缘静脉,用酒精棉球擦拭兔耳缘使血管充盈,选取兔近耳尖耳缘静脉血流交汇处切一小口,干棉球擦拭,滴取空白血 0.5～1.0 mL 于预加肝素的试管中(肝素钠注射剂溶液 1～2 滴或肝素钠固体粉末少量),2 500 r/min 离心 10 min,吸取上层约 0.2～0.4 mL 血浆于离心管中,−20℃冰箱保存。

(2) 家兔口服片剂(1 片):一同学将坩埚钳横插于家兔口内,翻转,将舌头压在坩埚钳下,另一同学用镊子夹住片剂,从坩埚钳中间的孔中水平送入至家兔咽部,用镊子将片子塞入,片子落入食管,然后用注射针筒灌水,缓慢给予家兔温水 25 mL。

(3) 家兔灌胃阿司匹林混悬剂(5 mL):将家兔关在兔箱中,一同学左手握家兔双耳,抬起兔头,右手将木制开口器横插家兔口内,翻转,将舌头压在下面。另一同学将灌胃管从开口器的孔中插入食管。待确证插入食管中,用注射针筒灌入 5 mL 阿司匹林混悬剂,然后立即补加 20 mL 温水。

(4) 定时采血:两种制剂给药后,分别于 0.083、0.25、0.5、0.75、1、1.5、2、3、4、6、10、14 和 24 h 取血 0.5～1.0 mL 于预加肝素的试管中,2 500 r/min 离心 10 min,吸取上层 0.3～0.5 mL 血浆于离心管中,−20℃冰箱保存。

2. 血样测定

(1) 测定原理:阿司匹林为弱酸性药物,在胃及小肠上部易于吸收,2 h 血中浓度可达峰值,吸收的阿司匹林迅速被红细胞中酯酶水解成活性代谢产物水杨酸而起效。在研究阿司匹林的药动学时,多采用测定血浆中水杨酸浓度的方法。本实验采用 HPLC -荧光(FLU)法测定血浆中水杨酸浓度(图 30 - 1)。

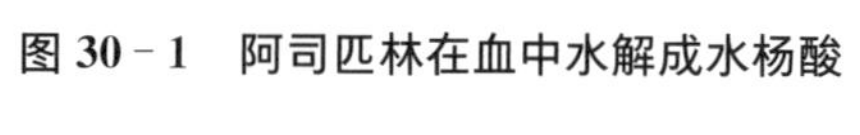

图 30 - 1　阿司匹林在血中水解成水杨酸

(2) 色谱条件。

色谱柱:采用 Agilent C_{18}(5 μm×15 cm)。

流动相：甲醇：0.3％甲酸水溶液（60：40）。

流速：1.0 mL/min。

柱温：40℃。

激发波长：300 nm；发射波长：405 nm。

（3）标准曲线的制备：精密称取适量水杨酸，加甲醇配制成 10 mg/mL 的对照品储备液。分别精密移取对照品储备液适量，用甲醇溶液（甲醇：水为 1：1，v/v）稀释至含水杨酸 10、50、100、500、1000、2000 μg/mL。分别精密吸取上述溶液 10 μL，加入 90 μL 空白兔血浆，然后加入 300 μL 甲醇（用于沉淀蛋白），涡旋混合 10 s，12 000 r/min 离心 10 min。取上清液 100 μL，加入纯化水 100 μL，涡旋混合 10 s，微量进样器进样 20 μL，采用 HPLC - FLU 检测，记录峰面积（A）。建立 A 对 C（浓度）的标准曲线方程（相关系数应≥0.99；线性范围：血浆中水杨酸浓度 1～200 μg/mL）。

（4）血浆样品的处理与测定：空白血浆或样品血浆室温下解冻，待融化后，精密移取 100 μL，加入 300 μL 甲醇，涡旋混合 10 s，12 000 r/min 离心 10 min。取上清液 100 μL，加入纯化水 100 μL，涡旋混合 10 s，微量进样器进样 20 μL，记录峰面积（A）。将测得峰面积带入标准曲线方程，采用外标法计算血浆样品中水杨酸的浓度。

3. **数据处理**

（1）计算每个时间点的血药浓度（相当于水杨酸）并找出实测 t_{max}、C_{max}。

（2）用 Excel 作药时曲线图 $C-t$，$\ln C-t$，并判断隔室模型。

（3）按照一室模型处理，用残数法求出 k、k_a，并计算 $t_{1/2}$、t_{max}、C_{max}，梯形法求算 AUC_{0-t}，并推算 $AUC_{0-\infty}$。

（4）用抛物线法求算 t_{max}、C_{max}、t_{lag}，并对 3 种方法得到的 t_{max}、C_{max} 进行比较。

（5）所有片剂和混悬剂组的 AUC 取平均值，计算片剂相对于混悬剂的相对生物利用度。

四、实验注意事项

（1）家兔耳缘静脉取血：用弯头眼科剪剪去家兔耳缘静脉兔毛，用酒精棉花擦湿兔耳下缘,可在耳边缘看见一根较粗血管即耳缘静脉,若看不清,可用手指弹击耳缘,或用手握住兔耳反复揉搓,使血管充盈,选取远心端(靠近耳尖 1/3)静脉支流交汇处用刀片切开血管取血。多次重复取血时,取血前数分钟可先用手握住兔耳根处,利用手的温度使血管充盈,并用干棉球在切口处反复用力擦拭,兔血即由切口处流出。沿血流方向轻撸兔耳可加快取血速度;干棉球止血,回形针固定。

（2）确证插入食管的判断方法 如灌胃管插入家兔气管会引起动物剧烈挣扎和呼吸困难,而且将灌胃管朝外一头放入水中时,会有连续气泡产生,此时需立即拔出重插。若无上述现象,即插入食管,可接着进行灌胃操作。

（3）实验动作要轻柔,切勿暴力对待家兔,实验过程中也要谨防家兔伤人。如采用红外灯协助采血需注意不能长时间照射,以免引起家兔烦躁,并应注意防止烫伤。

（4）实验时操作规范,采集的血样保证未受污染。

五、说明

（1）生物利用度的给药方案设计原则上采用自身对照交叉试验,即要求同一受试对象必须先后使用试验制剂和参比制剂,然后将其自身的两种制剂的生物利用度参数进行对照比较。由于一次实验取血后,家兔损伤较大,本实验未做自身交叉。

（2）生物样品测定方法建立后,应进行标准曲线、回收率(绝对、相对)、精密度(日内、日间)、灵敏度、特异度、样品稳定性等各项指标的评价。只有各项指标合格后该方法才能用于生物样品的测定。本次实验受时间限制,只进行标准曲线的制备。

（3）家兔为食草类动物,不适合用于评价口服药物的生物利用度和药动学研究,非临床药物动力学研究以犬为研究对象较为合适。

六、思考题

（1）Calculate *AUC*, *AUMC* and *MRT* using drug concentration verse time data，compare the *MRT* value of the two preparations，and analyze the reasons．

(2) 如果测得的血药浓度超出线性范围,该如何处理?

实验三十一 | 血药浓度法测定大鼠口服和静脉给予环丙沙星后的药动学参数

一、预习要点

本实验在新药开发过程中属于临床前药动学研究,旨在通过动物体内研究来揭示药物在体内的动态变化规律,获得药物的基本药动学参数,阐明药物吸收、分布、代谢和排泄的过程和特点。在新药研究初期对化合物的体内过程进行评价能极大地提高新药研发的成功率和效率。口服是患者最易接受的给药途径,而许多新药因其口服生物利用度不佳而阻碍了进一步开发。本实验的主要内容是评价盐酸环丙沙星制剂口服后相对于静脉给药的绝对生物利用度,是新药药动学性质筛选过程中较为经典的实验。

评价药物口服生物利用度有 3 个最为重要的参数,分别是 AUC、C_{max} 和 t_{max}。血药浓度-时间曲线下面积(即 AUC)可以反映药物的吸收程度,AUC 越大表明药物吸收越多。因此,AUC 是评价药物吸收程度的一个主要和重要的指标。对于血管外给药的药物,应尽可能提供其绝对生物利用度数据,即将血管外给药的 AUC 与静脉注射给药 AUC 进行比较,以研究血管外给药的吸收程度,从而为确定临床最佳给药途径和剂型提供依据。AUC 的值常采用梯形法求算。C_{max} 为达峰浓度,也与药物的吸收程度有关。t_{max} 为达峰时间,是描述药物吸收速度的参数。C_{max} 和 t_{max} 可以用实际测定值表示,也可以通过抛物线拟合法计算。在新药报批中,一般采用实测值,但是要较为准确地求得 C_{max} 和 t_{max},对实验设计有较高要求,即在峰浓度附近要有足够的采血点。

绝对生物利用度(F_{abs})是药物吸收进入体循环的量与给药剂量的比值,是以静脉给药制剂(通常认为静脉给药制剂的生物利用度为100%)为参比制剂获得的药物吸收进入体循环的相对量。本实验以口服给药与同一药物静脉注射剂的AUC之比计算口服给药制剂的绝对生物利用度,公式如下:

$$F_{abs} = \frac{AUC_T \times D_{iv}}{AUC_{iv} \times D_T} \times 100\% \qquad (31-1)$$

式中,AUC_T与AUC_{iv}分别代表口服给药的AUC与静脉给药的AUC,D_{iv}和D_T分别代表静脉注射和口服给药的剂量。

二、实验目的

(1) 通过测定大鼠口服和静脉给予盐酸环丙沙星后的药动学参数,掌握血药浓度法测定药动学参数的动物实验方法。

(2) 通过本实验,掌握两种途径给药后大鼠体内AUC_{0-t}、$AUC_{0-\infty}$、t_{max}、C_{max}、k_a、k及$t_{1/2}$等药动学参数的计算方法。

(3) 通过比较两种途径给药后的药时曲线下面积,计算口服给药的绝对生物利用度。

三、实验内容

(一) 药物

盐酸环丙沙星水溶液(含盐酸环丙沙星2 mg/mL,自制);盐酸环丙沙星静脉注射液(含盐酸环丙沙星2 mg/mL,自制)。

(二) 实验动物

SD大鼠,雌雄不限,体重250～300 g,同一批大鼠体重差异最好不超过20 g。

（三）实验方法

1. 给药方案

（1）大鼠采血方法及血样保存：大鼠实验前一天进行颈静脉插管手术（详见附录）。给药前需先取空白血，取血时取下大头针，插入注射器，检查管路是否通畅，然后吸取 0.2 mL 全血，注入预装肝素钠的离心管中（肝素钠注射剂溶液 1～2 滴或肝素钠固体粉末少量），2 500 r/min 离心 10 min，吸取上层约 50～100 μL 血浆于－20℃保存。动物取血后补等量的生理盐水，再用肝素钠充满插管用于抗凝。

（2）大鼠灌胃给予溶液剂（含盐酸环丙沙星 2 mg/mL，1.0 mL）：给药时示指和中指夹住大鼠颈部，大拇指和无名指抓住大鼠前肢，灌胃针沿大鼠食管顺势插入（大鼠无明显挣扎视为成功）。

（3）大鼠静脉注射环丙沙星注射液（含盐酸环丙沙星 2 mg/mL，0.5 mL）：采用尾静脉注射，将大鼠固定，用 75％酒精棉球反复擦拭大鼠尾部，直至尾部静脉明显饱满（背部正上为动脉，左右两侧为静脉），将注射针头斜面向上，微斜往前推，进针顺利，回抽有血，视为进入血管，确认后注射药物。

（4）定时采血：两种制剂给药后，分别于 0.083、0.25、0.5、0.75、1、1.5、2、3、4、6、10 h 取血约 0.2 mL 于预加肝素的离心管中，2 500 r/min 离心 10 min，小心吸取上层 50～100 μL 血浆于另一离心管中，－20℃冰箱保存。

2. 血样测定

（1）测定原理：盐酸环丙沙星是喹诺酮类抗菌药，它的消除半衰期为 3.3～4.9 h，以药物原形排出给药量的 29％～44％，口服生物利用度为 60％～70％。由于环丙沙星具有荧光，所以本实验采用 HPLC－FLU 法测定血浆中环丙沙星的浓度。

（2）色谱条件。

色谱柱：采用 Agilent C_{18}（5 μm×15 cm）。

流动相：乙腈∶25 mmol/L KH_2PO_4（磷酸调节 pH 至 2.4）（15∶85，v/v）。

流速：1.2 mL/min。

柱温:40℃。

激发波长:278 nm;发射波长:455 nm。

（3）标准曲线的制备:精密称取盐酸环丙沙星适量,加甲醇配制成1 mg/mL的标准溶液。分别精密移取标准溶液适量,用水稀释至含盐酸环丙沙星0.05、0.1、0.5、1、5 和 10 μg/mL。精密吸取上述溶液 10 μL,加入 90 μL 空白大鼠血浆,然后加入 300 μL 甲醇（用于沉淀蛋白）,涡旋混合 10 s,12 000 r/min 离心 10 min,取上清液 20 μL,微量进样器进样,HPLC - FLU 检测,记录峰面积(A)。建立 A 对 C（浓度）的标准曲线方程（相关系数应≥0.99;线性范围:相当于血浆中盐酸环丙沙星浓度 5～1 000 ng/mL）。

（4）血浆样品的处理与测定:空白血浆或样品血浆室温下解冻,待融化后,精密移取 50 μL 于 0.5 mL 离心管中,加入 150 μL 甲醇,涡旋混合 10 s,12 000 r/min 离心 10 min,取上清液 20 μL 进样,记录峰面积(A)。将测得峰面积带入标准曲线方程,采用外标法计算血浆样品中盐酸环丙沙星浓度。

3. 数据处理

（1）计算每个时间点的血药浓度并找出口服给药实测的 t_{max}、C_{max}。

（2）用 Excel 作药时曲线图 $C-t$,$\ln C-t$,判断隔室模型。

（3）按照一室模型处理,用残数法求出口服给药后的 k、k_a,并计算 $t_{1/2}$、t_{max}、C_{max},梯形法求算 AUC_{0-t},并推算 $AUC_{0-\infty}$。

（4）用抛物线法求算 t_{max}、C_{max}、t_{lag},并对 3 种方法得到的 t_{max}、C_{max} 进行比较。

（5）将所有口服和静脉注射剂组的 AUC 取平均值,计算口服相对于静脉注射的绝对生物利用度。

四、实验注意事项

（1）由于大鼠的状态不一,部分大鼠可能很活跃,因此取血时需协作,一人固定大鼠,一人取血,不能用力扯留置管,以防脱落。

（2）实验过程中谨防大鼠伤人,实验全程均需带橡胶手套或纱手套操作。使用注射器时,针头切勿对准别人或自己,不使用时及时套上针套。

（3）实验操作应规范,采集的血样保证未受污染。

五、思考题

(1) Calculate the *AUC*, *AUMC* and *MRT* after the two routes of administration by using drug concentration verse time data, compare the *MRT* value of the two preparations, and discuss the reasons.

(2) 请结合本实验设计及结果讨论有哪些因素会影响生物利用度的测定结果。

附录｜大鼠颈静脉插管术

1. **颈静脉插管** 用10％水合氯醛（2.5 mL/kg）腹腔内注射麻醉，颈部备皮、消毒，固定于手术台上，手术按照常规无菌规程进行。于颈中线偏左侧，从外上到内下斜形做一纵切口，剪开皮下组织，显露并分离左颈外静脉，结扎远心端，并用止血钳夹住近心端，于颈外静脉管壁剪一"V"形切口，切入深度为静脉的 1/3～1/2，沿此切口将导管（约 25 cm 硅胶管）插入颈外静脉 2.5～3.0 cm 进入"三角"区，用线结扎固定 2 道。回抽有血，注入生理盐水无阻力、无渗漏则表明导管位置合适。

2. **导管固定** 在血管切口处，将插入血管中的导管用结扎线与血管固定，然后在离血管切口 1 cm 处，在血管切口与远心端结扎处之间，再用另一结扎线将导管网圈处与血管系在一起，这样就形成了较为稳定的血管下三根线结扎法，缝合切口。

3. **颈背部手术** 颈胸部手术完成后，将动物俯卧，颈后部备皮作一切口。用不锈钢导管从皮下穿过前后切口，将硅胶管穿入不锈钢管中，并从颈胸部切口引至颈背部切口，截取适当长度，抽掉不锈钢管，接上接头以防血液流出。缝合皮肤，每天用含 100～200 U/mL 肝素的生理盐水冲洗 2 次，每次量为 0.05 mL 即可。

4. **术后护理** 术后清醒之后应观察动物有无异常，如饮食、行为等，观察手术切口有无感染、出血等，如发现异常应及时处理。

| 实验三十二 | 仿制药的设计及溶出曲线相似性评价

一、预习要点

仿制药（generic drug）是指与原研药在剂量、安全性和效力、质量、作用及适应证上相同的一种仿制品。仿制药研发的目标是实现临床应用上仿制药与原研药的"可替代性"。能够获得批准的仿制药必须满足以下条件：与原研药品含有相同的活性成分，其中非活性成分可以不同；与原研药品的适应证、剂型、规格、给药途径一致；生物等效；质量符合相同的要求；药品生产质量管理规范（good manufacturing practice of medical products，GMP）标准和原研药品同样严格。

仿制药的研发是一项系统工程，主要包括参比制剂的选择（通常为原研药品）、处方前研究、以质量一致性为目标的处方工艺开发、中试放大、生物等效性研究等内容。对于口服固体制剂，药物的吸收取决于药物从制剂中的溶出或释放及在胃肠道的渗透等。因此，药物的体内溶出对吸收具有重要影响。体外溶出试验常用于指导药物制剂的研发，评价制剂批内、批间质量的一致性，评价药品处方工艺变更前后质量和疗效的一致性等。普通口服固体制剂，可采用比较仿制制剂与参比制剂体外多条溶出曲线相似性的方法,评价仿制制剂的质量。溶出曲线的相似并不意味着仿制制剂与参比制剂一定具有生物等效,但该法可降低两者出现临床疗效差异的风险。

仿制制剂与参比制剂的溶出曲线相似性比较,多采用非模型依赖法中的相似因子(f_2)法。该法是将受试样品的平均溶出百分比与参比样品的平均溶出百分比进行比较。计算公式见32-1:

$$f_2 = 50\lg\left\{\left[1 + \frac{1}{n}\sum_{i=1}^{n} W_t (R_t - T_t)^2\right]^{-0.5} \times 100\right\} \quad (32-1)$$

R_t 为 t 时间参比样品平均溶出百分比;T_t 为 t 时间受试样品平均溶出百分比;n 为取样时间点的个数;W_t 为权重系数,当不确定时,$W_t = 1$。

当 f_2 值在 50~100 之间,可判定两条溶出曲线相似性良好。在采用 f_2 相似因子法进行比较时,应满足以下条件:①平均溶出百分比应为 12 片(粒)的均值;②除第 1 个时间点的变异系数相对标准差(relative standard deviation,RSD)不得超过 20% 外,其他时间点的 RSD 不得超过 10%;③两种制剂应在同样条件下测试,取样时间一致;④计算 f_2 值时只能有 1 个时间点的释放达到 85% 以上。

二、实验目的

(1) 了解仿制药的研发流程。
(2) 熟悉仿制药处方、工艺设计的基本思路。
(3) 熟悉固体口服制剂溶出曲线相似性评价的方法。

三、实验内容

本实验要求学生以对乙酰氨基酚仿制片为例,通过检索国家药监局药品审评中心网站,寻找参比制剂;分析参比制剂的处方及工艺;自行设计仿制片的处方及工艺路线,制备产品;设计溶出曲线相似性检查的方法,计算 f_2 相似因子。

四、思考题

（1）Briefly describe the research and development process of generic drug.

（2）溶出曲线相似性的判断标准是什么？

（3）仿制药质量一致性评价的手段有哪些？

实验三十三 氨茶碱口服缓释制剂的设计及评价

一、预习要点

在制剂的研发过程中，应根据药物的理化性质及临床用药的要求进行制剂设计，以确定合适的给药途径和剂型，这是决定药品的安全性、有效性、可控性、稳定性和顺应性的重要环节。药物制剂的设计主要包括以下几方面内容：①处方前研究工作，全面掌握药物的理化性质、药理学、生物药剂学和药动学性质。②根据处方前研究结果和治疗需要，确定给药途径和剂型。③根据确定的剂型特点，选择适合于该剂型的辅料或添加剂，拟定制备工艺和考察指标，采用实验设计优化法对处方和工艺进行优选。

二、实验目的

了解制剂设计的基本过程。

三、实验内容

本实验要求学生以氨茶碱为模型药物，设计合理的缓释制剂。学生应预先查阅文献，写出文献综述，根据药物性质设计合适的剂型、处方、工艺和体外评价。

四、思考题

（1）What are the main tasks of preformulation study?

（2）药物制剂的设计在其研发中起什么作用？

图书在版编目(CIP)数据

药剂学实验指导/张奇志主编. —上海:复旦大学出版社,2023.6
药学精品实验教材系列/戚建平,张雪梅总主编
ISBN 978-7-309-16248-6

Ⅰ.①药…　Ⅱ.①张…　Ⅲ.①药剂学-实验-医学院校-教学参考资料　Ⅳ.①R94-33

中国版本图书馆 CIP 数据核字(2022)第 104940 号

药剂学实验指导
张奇志　主编
责任编辑/江黎涵

复旦大学出版社有限公司出版发行
上海市国权路 579 号　邮编:200433
网址:fupnet@ fudanpress.com　http://www.fudanpress.com
门市零售:86-21-65102580　团体订购:86-21-65104505
出版部电话:86-21-65642845
上海新艺印刷有限公司

开本 787×960　1/16　印张 11.25　字数 173 千
2023 年 6 月第 1 版
2023 年 6 月第 1 版第 1 次印刷

ISBN 978-7-309-16248-6/R · 1950
定价:68.00 元